福建省临床重点专科建设项目资助

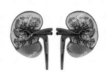

U0214811

肾病综合征
名医答疑

SHENBING ZONGHEZHENG MINGYI DAYI

主　　编：庄永泽

副主编：万建新　洪富源　魏立新　余　毅　关天俊
　　　　王玉新

主编助理：张　勇

编　　委：（按姓氏笔画排序）

王菊英　卢林琪　江德文　杨　枫　连学坚

吴　竞　吴　强　余自华　沈世忠　张燕林

陈友明　林丹华　林冲云　林威远　郭　晖

梁　萌　潘　淼

福建省医学会组织编写

海峡出版发行集团
THE STRAITS PUBLISHING & DISTRIBUTING GROUP　福建科学技术出版社
FUJIAN SCIENCE & TECHNOLOGY PUBLISHING HOUSE

图书在版编目（CIP）数据

肾病综合征名医答疑 / 庄永泽主编. —福州：福建科学技术出版社，2018.11（2020.11重印）

ISBN 978-7-5335-5744-7

Ⅰ.①肾… Ⅱ.①庄… Ⅲ.①肾病综合征－诊疗－问题解答 Ⅳ.①R692-44

中国版本图书馆CIP数据核字（2018）第252185号

书　　　名	肾病综合征名医答疑
主　　　编	庄永泽
出版发行	福建科学技术出版社
社　　　址	福州市东水路76号（邮编350001）
网　　　址	www.fjstp.com
经　　　销	福建新华发行（集团）有限责任公司
印　　　刷	福建彩色印刷有限公司
开　　　本	700毫米×1000毫米　1 / 16
印　　　张	14
图　　　文	224码
版　　　次	2018年11月第1版
印　　　次	2020年11月第2次印刷
书　　　号	ISBN 978-7-5335-5744-7
定　　　价	35.00元

书中如有印装质量问题，可直接向本社调换

序

　　肾病综合征，分为原发性和继发性两大类，是肾脏病常见的一种症候群，发病率高，治疗后易复发。肾病综合征的病理类型、治疗及预后各不相同，病人的依从性是影响预后的关键因素之一。病人及家属如果能够多了解一些肾病综合征的基本知识、日常饮食和运动方面的注意事项，就能更好地配合医师进行治疗和调理。这对于治愈肾病综合征，预防其复发具有重要的意义。福建省医学会肾脏病学分会的专家们针对肾病综合征诊治过程中常见的问题，以答疑的形式编写了本书，旨在为初级专科医师、全科医师、病人及家属提供有关此病的科学知识，这对于规范临床实践具有很好的指导意义。

　　该书内容丰富、涉及范围广、通俗易懂、图文并茂，科普和专业知识兼备，将成为年轻医师和病人喜欢阅读的一本参考书。

　　近年来，福建省肾脏病事业取得了长足的进步，出现了一批积极进取、严谨求实、具有国际视野的学科带头人队伍，还有一批训练有素、年富力强的中青年骨干。他们团结协作，勤勉做事，在庄永泽主任委员的带领下，利用工作之余，编写了这本书。我有幸提前阅读了书稿，认为这是福建肾脏病专家为社会做了一件很有意义的事，有益于广大肾病综合征病人。故推荐给大家。

中国医师协会肾脏内科医师分会副会长
中国非公医协肾脏病透析专业委员会主任委员
上海长征医院全军肾脏病研究所所长

前言 PREFACE

肾病综合征是常见的临床症候群，其诱发的病因很多，是肾病病人住院的主要原因，近年来临床上对本病的诊治取得了一些新进展。在与病人接触的过程中，我们发现病人对肾脏的基本功能及肾病综合征缺乏必要的了解，从而导致依从性较差，与医师的配合程度低，遇到问题常偏信偏听，甚至自行停药等，进而引起肾病综合征反复发作，出现各种并发症。让肾病综合征病人了解并掌握一些与此病相关的知识，将有助于医患沟通，从而有助于提高肾病综合征的临床诊治的效果。另外，初中级的内外科医师如果也能掌握有关肾病综合征的防治知识，将会更好地指导临床实践，并能更好地对肾病综合征病人开展宣教。鉴于上述原因，我们认为有必要编写一本最新的有关肾病综合征防治的书籍，以普及和提高肾病综合征的防治水平。为此我们邀请了福建省医学会肾脏病学分会的专家们参加了本书的编写任务。

本书以问答的形式，简洁明了地解答了病人经常询问医师的一些困惑，共 24 个方面，400 多个问题。本书具有以下特点：

1. 内容涉及面广 本书既介绍了肾脏的基本概念、肾脏病常识，又简述了肾病综合征与高血压、妊娠、营养、免疫功能及感染等的关系和防治的知识，强调了诊治过程中肾穿刺的重要性、激素及免疫抑制剂应用注意事项、随访问题等。更从饮食、中药、中西医结合、保健等方面系统地阐述如何做到科学与合理。

2. 视角独特。本书以科学知识为基础、从科普宣教的角度出发，以专家答疑的形式进行编写，在本专业书籍中实属少见。

3. 实用性强。本书图文并茂，通俗易懂，病人及其家属通过阅读此书，可以较全面地理解本病的特点，并积极主动地配合医师诊疗，从而避免走弯路和进入诊治的误区。同时内科医师、初级专科医师和全科医师通过此书可较快掌握防治此病的科学知识，增强与病人沟通的能力。

我国著名肾脏病学家梅长林教授为本书作序，使之更添光辉，在此表示衷心的感谢。在此也向参与本书编写的 24 位同仁表示诚挚的谢意！

本书完稿后虽经多次审稿，但由于时间及水平有限，难免有不妥之处，恳请广大读者不吝指正。

福建省医学会肾脏病学分会主任委员　庄永泽

2018 年 9 月 18 日

目 录 DIRECTORY

PART **4**　肾病综合征病人的营养与妊娠

PART **5**　肾病综合征病人随访和免疫

PART **6**　肾病综合征保健与护理

PART **7**　儿童肾病综合征保健与护理

PART 1

肾脏与肾脏病的基础知识

正常情况下人体有两个肾脏，位于腰部脊柱的两侧，左右各一个，外形似蚕豆，呈红褐色。

成年人的肾脏长 10.0 ~ 12cm、宽 5.0 ~ 7.0cm、厚 2.5 ~ 3.0cm，重 100 ~ 140g。

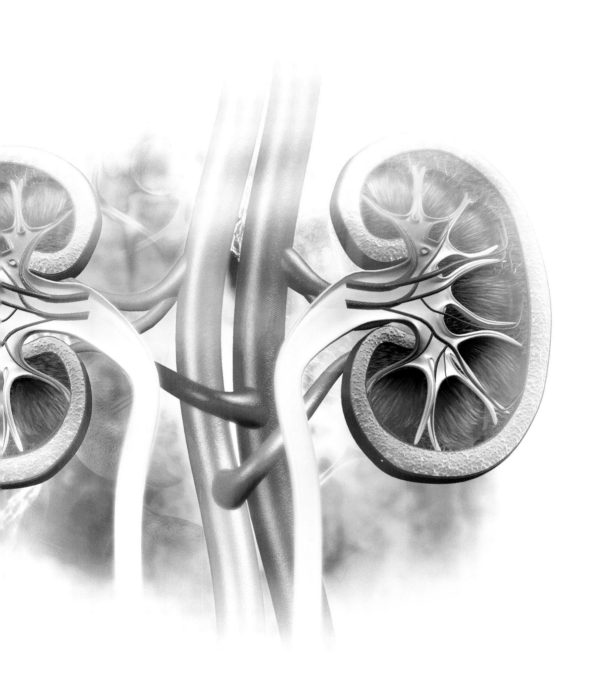

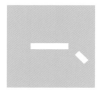 # 肾脏的基本概念 及肾脏病常识

1. 您知道肾脏位置、大小和结构吗

正常情况下人体有两个肾脏，位于腰部脊柱的两侧，左右各一个，外形似蚕豆，呈红褐色，老百姓俗称"腰子"。成年人的肾脏长 10～12cm、宽 5.0～7.0cm、厚 2.5～3.0cm，重 100～140g，不同体重、体型、性别的人群肾脏大小略有不同。

肾由肾单位、近血管球复合体、肾间质、血管、神经组成，其基本解剖结构包括肾皮质、肾髓质、肾盏及肾盂。其中肾单位是完成肾脏基本功能的主要结构，每侧肾脏约有 100 万个肾单位，其结构包括肾小球、肾小囊、肾小管。

2. 人的肾脏有哪些主要功能

肾脏是维持人体内环境稳定的重要器官，其主要功能如下。①排泄新陈代谢产物：人体在新陈代谢过程中会产生许多废物，如尿素、肌酐、有机酸等，肾脏通过形成尿液将血液中的有害物质排出体外。② 肾脏通过肾小球滤过、肾小管重吸收、分泌氢离子和氨（NH^{3+}）等调节水、电解质、酸碱平衡，以保证人

（郭晖）

体内体液容量、电解质浓度、酸碱度、渗透压的正常及稳定。③内分泌功能：肾脏可产生作用于肾内及肾外的不同激素及活性物质，如肾素、促红细胞生成素、活性维生素 D_3 等，同时肾脏也接受来自全身的众多神经、内分泌的调节。

3. 尿液怎样形成的？正常人一天的尿量是多少

肾单位是制造尿液的主要场所。①肾小球的滤过作用形成原尿：当血液流经肾小球时，除了血细胞及大分子蛋白质外，血浆中的水分、葡萄糖、无机盐、尿素等物质被滤出，在肾小囊腔形成原尿，健康人每天形成的原尿约 150L。②肾小管的重吸收作用形成尿液：原尿经过肾小管后，90% 以上被肾小管重吸收回血液，剩余物质由肾小管流出形成尿液。③肾小管和集合管的排泌功能将其周围的毛细血管液中的一些成分转运或排泌入尿液。肾脏经过滤过、重吸收、排泌三大功能最后生成终尿，终尿经过与肾脏相连的输尿管流入膀胱储存，当膀胱储存的尿液达到一定量时，产生尿意，尿液经尿道排出体外。正常饮水情况下，人体排出的尿液每天有 1500~2000ml。

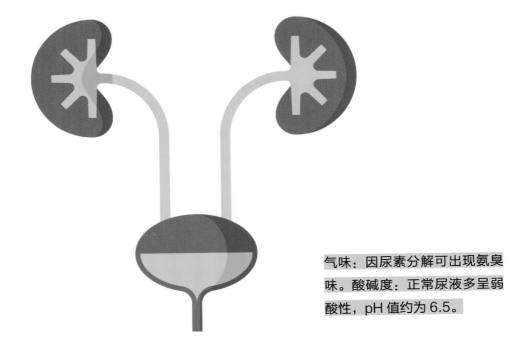

气味：因尿素分解可出现氨臭味。酸碱度：正常尿液多呈弱酸性，pH 值约为 6.5。

4. 正常尿液的性状是怎样的

尿色：正常尿液呈淡黄色，尿色的深浅与饮水量、体内代谢有关，如高热、饮水少则色深，饮水量多则色浅。

透明度：正常新鲜的尿液是透明的，放置后可出现轻微浑浊。

气味：尿液长时间放置，因尿素分解可出现氨臭味。

酸碱度：正常尿液多呈弱酸性，pH 值约为 6.5，有时呈中性或弱碱性。

比重：正常成人在普通饮食下尿比重多波动在 1.015 ~ 1.025，大量饮水时尿比重可降低至 1.003 以下，机体缺水时可达 1.030 以上。

5. 慢性肾脏病有哪些主要症状

慢性肾脏病是指出现肾脏损伤的标志持续超过 3 个月，肾脏损伤的标志包括尿检异常、肾脏影像学检查异常、有关血液检查异常、肾脏病理学检查异常。大多数慢性肾脏病病人早期可完全没有症状或者症状较少，可逐渐表现为水肿（眼睑、颜面、下肢特别是踝关节处的水肿）、尿中泡沫增多、尿色红、夜间排尿次数增多、腰酸、腰痛等。由于大多数肾脏病都呈进展性，所以进展至肾功能不全时，可出现的消化道症状如食欲缺乏、恶心、呕吐、腹泻、黑便；也会出现心血管系统症状如胸闷、心慌、气促、耐力减低及血压升高；以及血液系统症状，如口唇、皮肤黏膜苍白，黏膜淤斑，鼻出血，牙龈出血等。此外，还有嗜睡、骨关节疼痛及自发性骨折、皮肤瘙痒、免疫系统异常易出现感染、女性病人可出现闭经、不育，男性病人出现阳痿等。当进入尿毒症期时，上述各种症状继续加重。

6. 什么是水肿

水肿是指过多的体液在组织细胞间隙或体腔中积聚。习惯上，在体腔中积聚的过多的体液常被称为积液，如胸腔积液、腹腔积液、心包积液等，故临床上水肿常指以颜面、眼睑、四肢、腹背甚至全身出现的水肿。临床上常见的分类为凹陷性水肿（即手指压迫可出现凹陷）和非凹陷性水肿两种。

7. 什么是少尿、无尿和多尿

在正常饮水的情况下，健康成人昼夜（24 小时）尿量在 1500 ~ 2000ml；如 24小时尿量超过 2500ml 称为多尿；少尿为 24 小时尿量少于 400ml，或每小时尿量少于 17ml；无尿为 24 小时尿量少于 100ml，或 12 小时完全无尿。

8. 什么是蛋白尿？正常人的尿中有蛋白吗

蛋白尿的字面意思指的是尿中蛋白质水平异常升高，临床上常用的尿中蛋白质的检测方式为尿常规尿蛋白定性、24 小时尿蛋白定量，故根据相关检查，蛋白尿的定义可设为：尿常规尿蛋白定性检查阳性；24 小时尿蛋白定量 >150mg。

正常情况下，肾小球可以滤过小分子量的蛋白质，但其中 98% 左右的小分子量蛋白在肾小管被重吸收回体内，剩余的蛋白质与肾小管及其他尿路上皮细胞分泌的少量黏蛋白一起排出，所以正常人尿中可含有少量蛋白质。一般正常人 24 小时尿中蛋白质含量 40 ~ 80mg，最多不超过 150mg，在尿常规检查中健康人尿蛋白定性为阴性。

9. 什么是血尿？正常人中有红细胞吗

血尿在临床上一般分为镜下血尿和肉眼血尿，肉眼血尿指的是肉眼即可见尿液成红色或洗肉水样，一般此时每升尿液中含有 1ml 以上的血液；而镜下血尿指的是颜色正常的新鲜尿液经过离心后取沉渣，在显微镜下镜检，每高倍镜视野红细胞大于 3 个；正常人尿液中一般无红细胞，偶尔可有红细胞，特别是激烈运动后尿中红细胞可出现一过性增多。

10. 尿微量白蛋白测定与尿蛋白定量有什么区别

尿微量白蛋白检查能灵敏地测定尿中微量白蛋白（MA），健康人 24 小时 MA<20 ~ 30mg，24 小时 MA 在 20~300mg 称为微量白蛋白尿，24 小时 MA>300mg 称为大量白蛋白尿。微量白蛋白尿阳性是原发病（如高血压、糖尿病、心血管疾病）引起血管损伤的早期标志，在肾内科，微量白蛋白尿是肾损害疾病的早期改变，往往在尿常规尿蛋白定性阴性时，MA 测定就有异常。故临床上，微量白蛋白检查是医生用于监测一些早期肾脏病，尤其在糖尿病、高血压、长期反复尿路感染、长期服用肾损害药物等病人，蛋白尿还不明显时，定期检测尿微量白蛋白能更早地发现肾损害。

11. 何谓大量蛋白尿

临床上规定，当 24 小时尿蛋白 >3.5g 为肾病范围内的蛋白尿，称为大量蛋白尿。

12. 有水肿就一定是肾病吗

水肿是肾脏疾病常见的临床表现，但除了肾脏病引起的肾性水肿外，可有心源性水肿、肝源性水肿、营养不良性水肿、药物性水肿，还有内分泌疾病如甲状腺功能减退症引起的黏液性水肿，丝虫病导致淋巴管堵塞引起的象皮肿。女性在月经前 7 ~ 14 天也可出现眼睑、踝关节、手部轻度的水肿。有些水肿临床上排除所有常见病因后仍无法明确诊断，称为特发性水肿。综上所述，水肿可以见于肾脏病，但并不都是肾脏疾病引起。

13. 尿泡沫多是否就是肾脏病

尿中泡沫的多少主要与尿液液体的表面张力有关，一般来说，液体表面张力越高，越容易形成泡沫。临床上，蛋白尿是引起尿泡沫增多最常见的原因，其特点是尿液表面漂浮着一层细小泡沫，多居于尿容器周边，且不易消散，这种由蛋白尿引起的尿泡沫增多对于肾脏病的诊治有重要意义。其他常见引起尿泡沫增多的情况有排尿过急，尿液浓缩，便池中有消毒剂、去垢剂，泌尿系统感染或糖尿病引起的尿糖升高亦会导致泡沫增多，所以尿泡沫多不一定就是肾脏病。

14. 经常出现腰痛一定是患肾脏病吗

腰痛指位于下背部、腰骶一侧或双侧疼痛，多伴有腰部酸楚感。临床上有多种疾病均可导致腰酸、腰痛不适。首先，肾脏由于除了肾被膜及输尿管，其他组织一般并没有特别多的感觉神经的分布，因此会引起疼痛的肾脏病变并不多，主要有肾输尿管结石、肾血管栓塞引起的急性剧烈的肾绞痛；感染引起的腰痛如急性肾盂肾炎、肾脓肿；可因多囊肾肾脏增大牵拉肾脏包膜而出现腰酸腰痛。临床上大部分腰酸、腰痛并不是肾脏疾病引起的，更

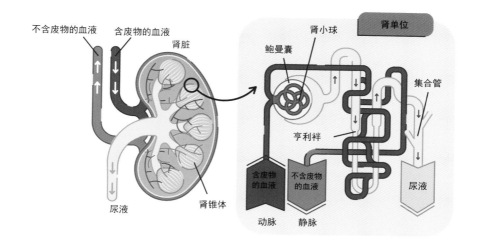

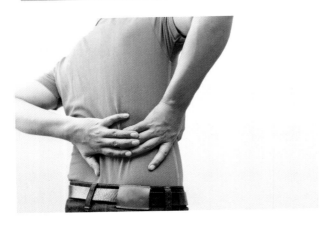

常见的为脊椎病变、腰部肌肉损伤、其他内脏病变引起的牵涉痛等，常见的有腰椎间盘突出症、强直性脊柱炎、腰肌劳损，骨外伤等。

15. 哪些人更容易得慢性肾脏病

近年来，慢性肾脏病发病率有明显的升高，根据病因进行分类可以分为原发性及继发性肾脏病。其中原发性肾小球肾炎是由多种因素共同造成的，与免疫紊乱有关。也有些与遗传因素相关。以下几种人群容易得慢性肾脏病：①有慢性肾脏病家族史，尤其尿毒症一级亲属。②老年人。③糖尿病。④高血压、高尿酸血症、高钙血症、高脂血症。⑤肥胖及代谢综合征。⑥心血管疾病，如心衰。⑦慢性感染性疾病。反复发作性慢性扁桃体炎、慢性结肠炎、HBV 携带者、HCV、HIV 感染者。⑧自身免疫性疾病，如系统性红斑狼疮、干燥综合征。⑨血液系统疾病，如多发性骨髓瘤。⑩肿瘤及化疗时。⑪妊娠。⑫使用肾毒性药物者：氨基糖苷类、甘露醇、中药（马兜铃肾病）。⑬后天单侧肾切除者。⑭急性肾损伤（AKI）病人。⑮低出生体重等等。

16. 血尿一定是肾炎引起的吗

血尿是肾小球肾炎常见的临床表现，但其他疾病亦可表现为血尿。如①其他泌尿生殖系统疾病：肾盂肾炎、膀胱炎、尿道炎、前列腺炎、肾结核、膀胱结核、肾结石、输尿管结石、膀胱结石、前列腺增生、肾下垂、游走肾等。②尿路临近组织疾病：如急性阑尾炎、急性输卵管炎、临近器官的肿瘤等。③全身

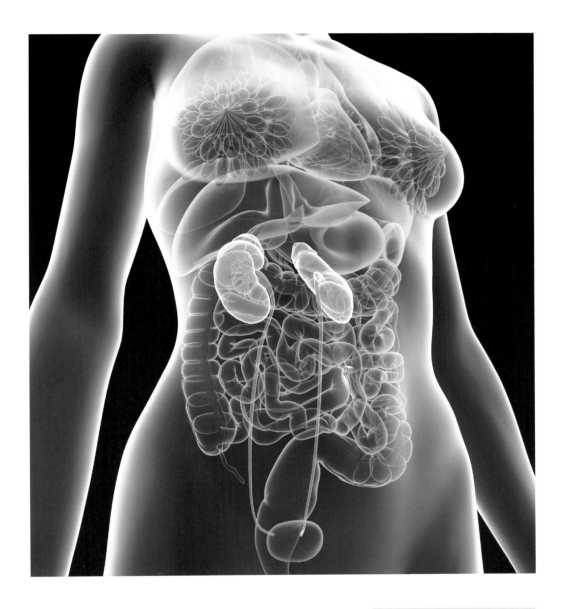

血尿是肾小球肾炎常见的临床表现，但其他疾病亦可表现为血尿。

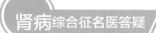
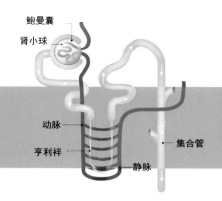

性疾病：见于血小板减少性紫癜、过敏性紫癜、再生障碍性贫血、白血病、血友病等血液病、流行性脑脊髓膜炎、猩红热、流行性出血热等等。④运动性血尿：亦称行军行血尿，可见于部分剧烈运动或长距离行走的正常人。

17. 尿常规没有蛋白尿、血尿是否可以排除肾脏疾病

尿常规没有蛋白尿、血尿不能排除肾脏疾病，因为有少部分人可以没有蛋白尿和血尿，而直接出现肾小球滤过率下降，出现肾功能减退。

无泡沫尿、血尿、夜尿增多，无反复水肿、腰酸、腰痛的年轻病人，尿常规如无蛋白尿、血尿，泌尿系超声亦无特殊，则考虑暂时排除肾脏疾病，但仍需定期体检，以免漏诊。而有肾脏病相关症状，如夜尿增多（常超过 1 ~ 2 次／晚），有糖尿病、高血压等常见基础疾病，或有家族史的病人，尽管尿蛋白及尿隐血阴性，也

要注意监测肾小球滤过率，定期复查，以早期明确其肾损害

18. 如何判断慢性肾脏病病情的轻重

临床上我们常检测 24 小时尿蛋白定量、尿白蛋白／尿肌酐比值、血肌酐水平、肾小球滤过率水平来协助判断慢性肾脏病病情的轻重。根据血肌酐结果慢性肾功能不全可分为代偿期、失代偿期、衰竭期、尿毒症期；根据肾小球滤过率又可分为 CKD1 ~ 5 期。慢性肾脏病一般早期无明显不适，且肾脏病一般缺乏特征性临床症状及体征，当出现慢性肾脏病并发症相关的临床症状时，往往肾损害已经很严重。临床症状的严重程度与多种因素相关，如年龄、是否合并有其他基础疾病等。临床上，症状的轻重与慢性肾脏病的病情分期并不会完全同比例变化，故定期体检及规律肾内科诊疗有重要意义。

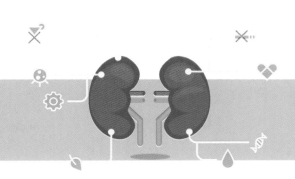

19. 怎样才能知道自己的肾脏是否健康？为什么慢性肾脏病不容易早期发现，甚至漏诊

肾脏病具有隐匿起病的特点，故临床上判断是否有肾脏疾病，需要结合个人既往疾病史、家族史、症状、体征以及必要的辅助检查等多方面的情况来综合判断。定期体检是重要手段，事实上，人们往往根据腰酸、腰痛、尿痛等症状来判断自己是否患有肾脏疾病，是极其错误的观念。导致肾脏病不易被早期发现的原因分析主要有：①隐匿起病，早期可能完全没有症状或症状不明显。②许多常规体检常常不做尿常规、肾功能、泌尿系彩超检查。③针对高危人群，如高血压、高血糖病人，血压、血糖控制情况一般，只针对基础病进行治疗，没有进行肾损害评估，或病人医从性欠佳。④肾病科普宣传比较薄弱，且目前检查肾功能的各种方法都存在一定局限性，缺乏早期敏感指标，不能更早期地对慢性肾病进行诊断。

20. 为什么慢性肾脏病必须早期防治

慢性肾脏病隐匿起病，且许多慢性肾脏病呈不可逆性，可持续进展直至尿毒症期。临床上有数据显示20% ～ 30% 病人在首次肾内科就诊时就以出现不可逆的严重慢性肾损害，不仅损害病人的健康及劳动能力，甚至将危及病人生命，同时，也将极大增加病人家庭及社会的经济负担。目前临床上通过体检或其他疾病的就医检查早期发现肾脏损害。相关检查特别是肾穿刺活检送光镜、电镜检查，可明确肾脏病病因、病理分型。规律到肾内科随诊及治疗，可明显延缓慢性肾脏病的进展的速度，推迟进入肾脏替代治疗（血液透析、腹膜透析、肾移植）的时间，对于改善病人的生活治疗，节约家庭、社会的医疗投入有重要意义。

二、肾病综合征概念与临床表现

1. 何谓肾病综合征

提到肾病综合征，大家可能认为它是一种病，其实不是这样的，肾病综合征不是一种独立的疾病，它不过是肾小球病变的一类常见的症候群而已。肾病综合征的特点是"三高一低"。下面我们就分别来说说。一高，大量蛋白尿（尿蛋白每天＞3.5g）；一低，低蛋白血症（血清白蛋白＜30g/L）；二高，水肿；三高，高脂血症（就是血脂指标异常）。

2. 肾病综合征与肾炎是什么关系，会比肾炎更严重

在众多的肾脏疾病类型当中，最常见的就是肾病综合征和慢性肾炎，那么这两者肾脏疾病有什么区别呢？

肾病综合征并不是一种单独的疾病，而是一种临床症候群，它的最明显的临床特征就是病人会出现严重的水肿、大量的蛋白尿以及低白蛋白血症和高胆固醇血症。而慢性肾炎是一种慢性的肾小球疾病，它是由多种原因引起的，主要的临床表现就是血尿、蛋白尿、水肿、高血压以及肾功能不全等，不过不同的病人病情

的严重程度也是不一样的。两者之间没有相关性，多数肾病综合征看起来比肾炎重，但如果肾炎已伴有血压高、血肌酐高，则病情反而较肾病综合征重。

3. 肾病综合征早期症状有哪些

早期症状有：①尿液泡沫多，并且很长时间不消失。这是尿液中排泄蛋白质较多的症状表现。②尿量减少。较平时明显减少，甚至小于 400ml/d。③不同程度的水肿，常为肾病综合征的首发症状，常隐袭发生，严重者常有浆膜腔积液。④尿变色：尿液呈现浓茶色、或浑浊，少数可伴洗肉水样等。⑤腹胀，腹部不适。⑥血压多数正常，少数有高血压。

4. 肾病综合征为什么会出现低蛋白血症

低蛋白血症是诊断肾病综合征的必备的特征。其主要原因是尿中丢失白蛋白，即尿中丢失的白蛋白超过肝脏合成白蛋白的水平。但血浆白蛋白水平与尿中蛋白丢失量并不完全平行，有些病人肌肉发达、高蛋白饮食摄入的病人，虽然可见有大量的蛋白尿，但是血浆白蛋白正常，这说明白蛋白的合成在一定条件下可以代偿尿中白蛋白的丢失。

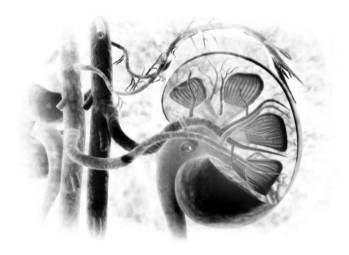

5. 肾病综合征为什么会出现水肿？水肿有何特点

　　肾病综合征出现大量蛋白尿，造成低蛋白血症。当血浆白蛋白降低使血浆胶体渗透压由正常的 3.3 ～ 4.0kPa 降至 0.8 ～ 1.1kPa 时，血管内的水分就会向组织间隙移动，从而发生水肿。同时由于有效血容量下降，激活神经内分泌调节反射，引起继发性的水钠潴留，在肾病综合征水肿发展过程中也起到重要作用。

　　肾病综合征引起水肿的特点：①水肿首先发生于疏松的部位，如眼睑、颜面部或阴囊，晨起床时较为明显，然后发展到踝部，下肢水肿多两侧对称，严重时波及全身，发展速度较为迅速。②水肿的性质软而易移动，用手指按压局部皮肤可出现凹陷且不能立即恢复。③水肿的部位多随体位的改变而改变，直立位或端坐位时以下肢显著，卧位时水肿主要集中在骶骨前区。

6. 肾病综合征会出现血尿

　　肾病综合征可以出现血尿。这主要与肾病综合征的病理类型有关。微小病变的病理类型一般不出现血尿。其他的病理类型的肾病综合征可以出现血尿，如系膜增生性肾小球肾炎、系膜毛细血管性肾小球肾炎。

7. 尿颜色异常一定是肉眼血尿？生活中如何鉴别

肉眼血尿是真性血尿，即在尿液产生和排泄过程中发生的大量血液或红细胞经肾脏或尿路管道进入尿液所致。其他因素也可导致尿色的异常，如出现尿液呈浓茶色、酱油色、棕色、红色等，但是尿液中并没有红细胞的存在，所以并不是血尿，常见于以下几种情况，应注意鉴别。①血红蛋白尿：溶血、脓毒血症、血液透析等情况可发生。②肌红蛋白尿：常见于酮症酸中毒、肌炎、挤压伤等。③药物：服用利福平、氯喹、呋喃妥因、苯妥英钠等药物，可使尿液变为红色或红棕色，此属于正常现象，不影响药物的正常使用。④食物和添加剂：甜菜、浆果、食用色素。⑤代谢性染料：胆红素、尿酸盐。⑥假性血尿：是由于尿道口旁出血流入尿液所致，如月经、阴道和痔疮出血等，通过相关病史和体检可以鉴别。

当发现尿颜色异常时，该如何进行区分呢？比较简单的是通过离心法鉴别。肉眼血尿离心后，上清液不红，沉渣中有大量红细胞；其他原因的红色尿离心后上清液仍为红色，沉渣中红细胞少或无。在此基础上需排除假性血尿的可能。

8. 我得了肾病综合征为何会出现腹泻

肾病综合征病人出现腹泻的，多见于以下几种情况。①体质虚弱，长期用激素、免疫抑制药物导致免疫力低下，肠道感染。②因低蛋白血症严重，水分可经过肠道黏膜毛细血管渗透到肠腔引起功能性腹泻。③高度水肿，胃肠黏膜水肿，进食食物不易吸收，导致腹泻。

9. 肾病综合征与肾炎综合征如何区别

首先临床上有水肿、蛋白尿、血尿、高血压病人就可以诊断为肾炎综合征。肾炎综合在包括：急性肾炎综合征、急进性肾炎综合征、慢性肾炎综合征，一般没有大量蛋白尿（3.5g/24小时）和低蛋白血症（白蛋白<30g/L）。而肾病综合征临床特点是大量蛋白尿、同时低蛋白血症。所以肾炎综合征的涉及范围比肾病综合征的范围更广。

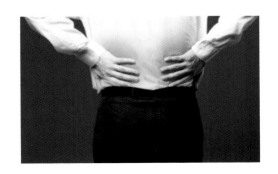

10. 肾病综合征会出现贫血

如果肾功能正常的原发性肾病综合征一般是不出现贫血，而且常常血液浓缩，出现血红蛋白升高。但是，肾病综合征如果并发慢性肾衰竭可以出现贫血。肾病综合征可分为原发性肾病综合征和继发性肾病综合征。一些继发性肾病综合征亦可出现贫血，如狼疮性肾炎、或多发性骨髓瘤、淋巴瘤、白血病等肿瘤。另外，肾病综合征时，除大量血浆蛋白从尿中丢失蛋白质外，还可引起铁、铜和锌等微量元素从尿中丢失，引起微量元素的减少。铁和转铁蛋白的丢失也是引起贫血的原因之一。少数病人饮食摄入过少，导致叶酸和微生素 B_{12} 不足，引起巨幼红细胞性贫血。

11. 肾病综合征为什么出现腹水

肾病综合征因低蛋白血症，血浆的胶体渗透压下降，导致水分向组织间隙渗透，而导致水肿、腹水、胸水。肾脏排钠障碍导致水钠潴留，容量过多，而形成腹水。肝硬化病人导致门静脉高压，必然腹水形成增加，出现大量腹水。少数合并原发性腹膜炎导致腹水加重，且难以消退。

12. 肾病综合征为什么出现血脂高

在肾病综合征时低蛋白血症可以刺激肝脏白蛋白的合成率增加，而脂蛋白具有与白蛋白相同的合成和分泌途径，所以脂蛋白和胆固醇合成率也明显增加。也有研究表明，胶体渗透压的降低可能是肾病综合征病人高脂血症的原因之一。另外肾病综合征时脂质代谢相关性酶活性降低和肝脏 LDL 受体表达减少所导致的脂质分解代谢异常，均可以引起高脂血症的发生。

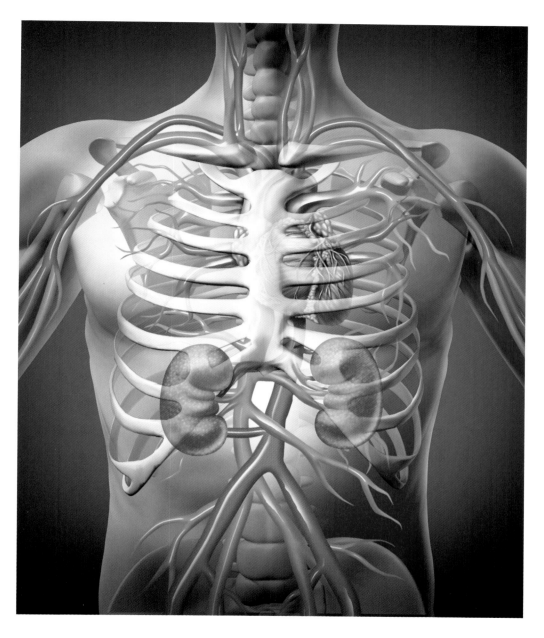

肾病综合征不一定 100% 发展到肾衰竭尿毒症，但是肾病综合征和尿毒症之间的确存在密切的关系。

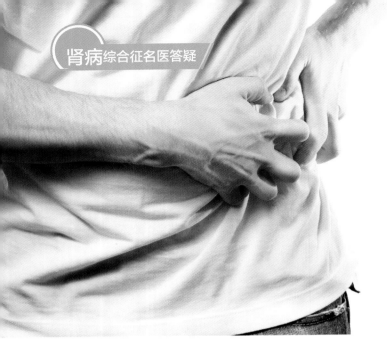

13. 肾病综合征最后会导致肾衰竭吗？有多大概率

肾病综合征不一定 100% 发展到肾衰竭尿毒症，但是肾病综合征和尿毒症之间的确存在密切的关系。在导致慢性肾衰竭的疾病中，慢性肾病（肾炎、肾综）占到一半以上。肾病综合征在临床上一般分为 5 种常见病理类型，不同病理类型治疗和预后是存在差异的。微小病变者发生肾衰竭的机会就很少，系膜增生性肾炎相对好些，膜性肾病 1/3 会进展到尿毒症，膜增生性肾炎、严重局灶性肾小球硬化等预后更差，发病 10 年后约 50% 的病例进展至慢性肾衰竭。如果病情诊断明确，但是治疗不及时，治疗不对症，以及自己饮食上不注意，病情认识重视不足等造成病情反复发作，病变

即使很轻，同样会导致肾衰竭。

14. 肾病综合征容易出现哪些电解质紊乱

肾病综合征由于肾的滤过和重吸收功能发生障碍，易出现电解质紊乱，临床常见的电解质紊乱有低钠、低钾及低钙血症。①低钠血症：肾脏的排钠障碍而出现水钠潴留，但由于水潴留较明显，病人的血钠通常偏低，多为稀释性低钠血症。长期限制食盐摄入或长期食用不含钠的食盐代用品是不恰当的，容易引起低钠血症的发生。频繁使用利尿剂以及感染、呕吐、腹泻等因素也可致低钠血症的发生。②低钾血症：过多使用利尿剂、呕吐、腹泻等造成钾的丢失，以及摄入减少等，均可导致低钾血症的发

生。出现精神萎靡、反应低下、躯干和四肢无力、腹胀、肠鸣音减弱或消失、腱反射减弱或消失、心律失常、心肌收缩力降低及。心电图异常等可根据医嘱口服缓慢补钾或以静脉输入，但前提是未处在少尿或无尿阶段、病情允许的情况下。③低钙血症：肾病综合征时由于血白蛋白下降，可致总钙水平下降，游离钙也下降。本病还有显著的维生素D代谢改变：血中维生素D结合蛋白自尿中漏出，体内维生素D不足，影响肠钙吸收，使血钙下降；在伴有肾小管功能改变的某些肾病综合征，还可能影响1，25-(OH)$_2$VitD$_3$的生成。此外，长期应用糖皮质激素也会进一步加剧维生素D和钙代谢紊乱。故对激素耐药、复发频繁、长期应用糖皮质激素的肾病综合征患儿

宜补充维生素D$_3$和钙剂。天气暖和时，建议多到户外活动。

15. 肾病综合征常见的胃肠道症状有哪些

　　肾病综合征因尿中白蛋白丢失，引起低蛋白血症。低蛋白血症可引起胃肠道黏膜水肿，导致病人感腹胀、食欲减退、呕吐，腹胀严重时，病人感有腹痛。另外病人也可因血清白蛋白太低，而引起功能性腹泻。如果病人症状严重可引起电解质紊乱，甚至引起脱水。如果出现上述症状一般治疗无法缓解，可暂时输注血清白蛋白后，适当给予利尿剂利尿消肿，可明显改善胃肠道症状。

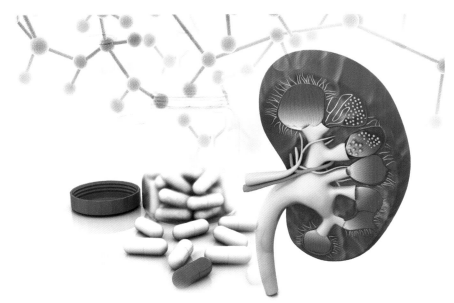

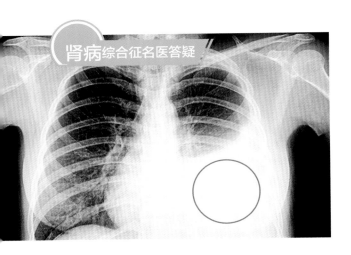

16. 肾病综合征病人为何会出现气喘？为何出现胸水

肾病综合征病人出现气喘可能有几种情况：①肾病综合征因低蛋白血症，血浆的胶体渗透压下降，导致水分向组织间隙渗透，而导致水肿、腹水、胸水。如果病人出现大量的胸腔积液可引起气喘。②肾病综合征因低蛋白血症以及尿中免疫球蛋白的丢失，激素和免疫抑制剂的使用，导致肺部的感染，可出现气喘的症状。③肾病综合征病人高凝状态常导致静脉血栓的形成，并发肺栓塞等，其发生率最高可达 50% 以上，但大多数病人的血栓并发症较轻，可没有临床症状，仅在血管造影等影像学检查才发现。如病人出现肺动脉栓塞尤其主干的栓塞可出现气喘、呼吸衰竭，甚至休克死亡。

17. 肾病综合征病人出现昏迷该怎么办

肾病综合征病人出现昏迷可能的原因：①严重的低钠血症导致癫痫发作，甚至昏迷。②脑动脉血栓，或脑梗死，如果出现后两种情况，病人就可能出现昏迷。应少搬动病人，紧急送医院行颅脑 CT、MRI，如果出现脑动脉血栓或脑梗死，及时控制血压 < 160/90mmhg，同时应给予低分子肝素抗凝及阿司匹林等抗血小板治疗，如及时发现和诊断脑血管意外（时间 < 4.5h），应及时溶栓治疗，如时间 4.5 ～ 8h，应及时行脑血管取栓。③合并颅内感染等，应进行相应检查确诊和抗感染治疗。

18. 肾病综合征为何会出现手脚抽搐

肾病综合征出现手脚抽搐有多种原因，如血中维生素 D 结合蛋白自尿中漏出，体内维生素 D 不足，影响肠钙吸收，血白蛋白下降，可致总钙水平下降，游离钙也下降。也可影响 1，25-(OH)$_2$VitD$_3$ 的生成；此外，长期应用糖皮质激素也会进一步加剧维生素 D 和钙代谢紊乱。由于血钙下降，肾病综合征病人会出现手脚抽搐。此外肾病综合征出现容量不足，碱中毒也会引起手脚抽搐。

19. 肾病综合征能治愈吗

原发性肾病综合征的治疗预后与其病理类型有关。主要的病理类型有：微小病变、系膜增生性肾小球肾炎、膜增性肾小球肾炎、膜性肾病、局灶节段肾小球硬化 5 大类。原发性肾病综合征病理类型与临床表现有一定的关联。微小病变预后相对较好，90% 对糖皮质激素敏感，尽管复发率高，是可以治愈的。系膜增生性肾小球肾炎对糖皮质激素及细胞毒药物的治疗反应与其病理类型轻重程度有关，轻、中度者疗效好，重度增生的疗效差。膜性肾病 30% 病人临床表现可自发缓解。60% ～ 70% 的早期膜性肾病病人经糖皮质激素及细胞毒药物治疗后可达临床缓解，但随着疾病逐步进展，病理变化加重，治疗效果较差，而局灶节段肾小球硬化及膜增生性肾小球肾炎疗效差，病变进展快，无法治愈。

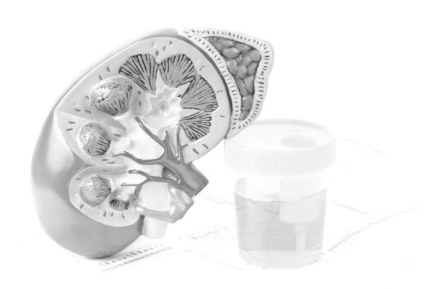

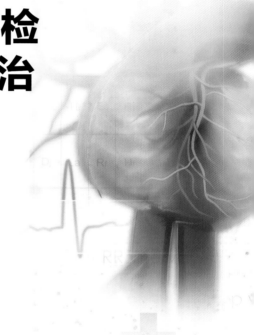

PART **2**

肾病综合征诊断检查及并发症的防治

大量蛋白尿、低白蛋白血症、高度水肿及高脂血症是肾病综合征最经典的临床表现。

肾穿刺活检是一种微创检查，因为每次检查只取用数十个肾单位，而一般约有200万个肾单位，所以检查损伤很小。

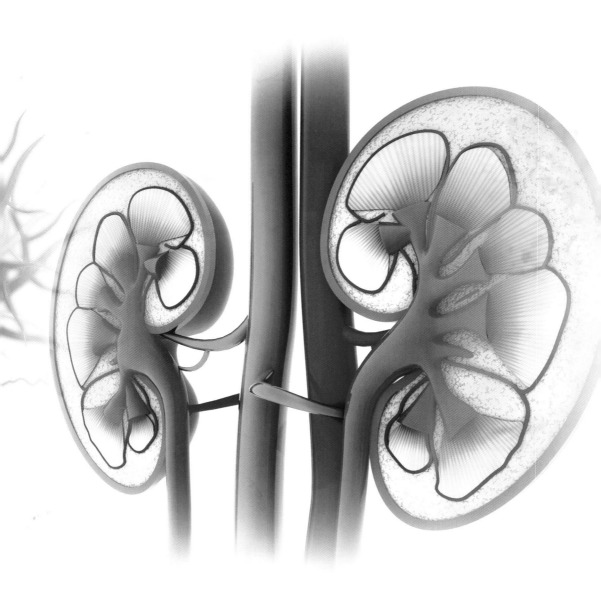

三、肾病综合征与高血压

1. 肾病综合征的病人为何会血压升高

首先，肾脏是排泄水和钠的主要器官，肾病综合征病人肾脏组织受到损伤，影响了肾功能，水、钠的排泄受到影响，导致水钠潴留及血容量增加从而使血压升高。其次，由于肾病综合征导致肾脏缺血，引起肾血管压力的改变使得肾素分泌增多，通过肾素－血管紧张素的作用，促进醛固酮及抗利尿素分泌增多，导致远端小管重吸收水、钠增加，这种情况也会导致血压升高。

2. 肾病综合征病人血压高了，怎么办

肾病综合征病人有血压高时，要控制血压，首先饮食上，要低盐饮食、少吃脂肪、多吃蔬菜、水果；切忌暴饮暴食；不吸烟、不酗酒，适当的体育锻炼。其次，要及时咨询医生，通过服用降压药物来维持血压的稳定。但是如果伴有肾功能不全者，在高血压药物的选择上，要特别慎重，因为有些药物会对肾功能产生不良影响，如使用主要通过肾脏排泄的药物，就会造成有药物的蓄积的危险，从而使治疗背道而驰。近年来，随着对高血压认识的

深入和治疗手段、方法的改进，肾性高血压的治疗已不是一个很棘手的问题。只要病人慎重对待它，必将对肾病治疗和康复起到积极作用。此外，在治疗高血压时要注意保持血压的稳定，血压忽高忽低是很危险的。

3. 肾病综合征伴有血压高的病人饮食上需注意什么

宜低盐饮食，每日食盐 1 ~ 3g，或用低钠盐（实际为钾盐，肾功能不全者慎用），蛋白质摄入量以 1g/kg·d 为宜，尿中排出蛋白多者，可适当增加蛋白质摄入量，以优质蛋白如鱼、肉、蛋类为佳，可适量进食蔬菜及水果，忌食烧烤、油炸及辣椒等辛辣刺激性食品。

4. 高血压病与肾病会相互影响吗

高血压病与肾病会相互影响，肾脏病是高血压的重要原因，因为肾脏具有调节体内水和钠的功能，肾病时水钠排泄障碍，造成血容量增加，血压就会升高。肾脏可以分泌肾素及血管紧张素，用以调节人体的血压。肾病时肾素－血管紧张素－醛固酮系统激活，导致高血压。

反之，高血压也会引起肾脏病：收缩压在 140mmHg 以上，舒张压在 90mmHg 以上时，就是高血压。如果高血压状态持续，血管壁不断地受到强大的压力，血管就会受到伤害，演变成动脉硬化。因为动脉硬化，血流不通畅，流入肾脏的血液也会减少，导致高血压肾病。

肾脏病和高血压是互为因果、相互促进的，血压一旦升高，就会影响肾脏功能，加速肾病的进展；反之，肾脏不好时也会对血压造成影响，引起血压进一步升高。临床上最重要的是维持稳定的血压，尽可能将血压控制在 130/80mmHg 以下，才能有效地保护肾脏。

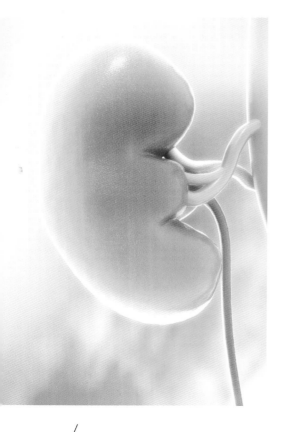

5. 收缩压与舒张压，哪个对肾脏的影响更大些

目前公认收缩压对肾病进展所造成的威胁比舒张压更大，所以临床治疗时首要将收缩压控制在 130/80mmHg 以下。

6. 如果发现已经患有肾病，血压控制的目标是多少才能最有效保护肾脏呢

如每天尿蛋白小于 1g/d，收缩压尽可能降至 130mmHg 以下，舒张压 80mmHg 以下，如每天尿蛋白大于 1g/d，收缩压尽可能降至 120mmHg 以下，舒张压 70mmHg 以下，老年人因为血管硬化的影响，血压控制 140/90mmHg 以下即可。

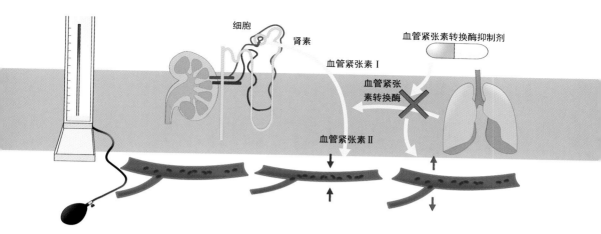

细胞　肾素　血管紧张素转换酶抑制剂

血管紧张素 I

血管紧张
素转换酶

血管紧张素 II

7. 如何预防肾病综合征所致的高血压

　　饮食上应注意保持合理的膳食结构，低盐、少吃油腻。可适当多吃一些冬瓜、萝卜、胡萝卜、西红柿、茄子、土豆、藕、洋葱、绿叶蔬菜、海带、香菇、木耳及猕猴桃、柚子、山楂、苹果、香蕉、梨、柑橘等，这些食物含有丰富的钾离子，可以对抗钠离子对血压升高的作用，戒烟限酒。其次要避免情绪激动，尽早治疗使肾病综合征有效控制和缓解，以免出现肾功能异常，就可避免高血压发生。

8. 如何看待肾病综合征治疗中激素所致高血压

　　激素类药物既能治疗肾病综合征，又会影响水盐代谢，使水钠潴留在体内，血容量增加导致高血压。激素又能促进人体内血管紧张素系统活性增高，促进小血管平滑肌收缩，导致血压升高。

9. 为什么高血压所致的肾脏损伤不容易早期发现

　　因为高血压所致的肾脏损伤属肾小管间质病变，早期症状不典型，仅腰酸、晚上小便的次数增加、蛋白尿轻，甚至尿常规中尿蛋阴性，也可没有水肿，肾脏彩超也可以正常，所以不易发现。

10. 如何早期识别高血压所致的肾脏损伤

　　高血压是全身性疾病，会导致心脏、肾脏、脑部等器官损害，在肾脏方面常表现为：①夜尿量增多，病人表现为尿量增多，尤其是晚间（晚上 8 点至第二天 8 点）尿量多于白天。②微量白蛋白尿，这是反映早期肾脏损害比较可靠指标。尿中还可以出现少量红细胞、管型等。所以，患有高血压的病人，都要定期到医院检查尿常规及尿白蛋白／尿肌酐比值，以帮助我们在早期就发现高血压导致肾病。

11. 糖尿病所致的肾病综合征，为什么要特别重视降压问题呢

糖尿病人者发生高血压的比率是非糖尿病病人的 1.5 ~ 2.0 倍，发生率可高达 50%。糖尿病所致的肾病综合征，一旦合并高血压，则进展速度大大加快。其微血管并发症及心血管事件（指冠心病、心脏缺血、心肌梗死、脑卒中等）也多见。积极有效的降压治疗，不但可以降低心脏病的发生率，还可延缓糖尿病肾病的发展。因此，合并高血压的糖尿病病人降压目标更为严格，即 130/80mmHg 以下，或者能耐受的最低水平，同时还要严格控制血糖，以将其对心脑血管系统的危害性降至最小。

12. 高血压病人如果始终都把血压控制在正常范围就一定不会引起肾脏损伤吗

高血压如果不能得到有效控制容易发生肾病，并不意味着我们把血压完全控制以后，病人就不再会得高血压引起的肾损害，只能说严格控制血压可以延缓和减少高血压所致的肾损害的发生，但不能完全避免肾损害的出现，因为高血压肾病的发病机制复杂，可能跟遗传和环境有关的。只要严格控制血压，就可以显著减少发生肾损害的机会。降压药物最好选择对肾脏保护更好的药物，如血管紧张素转换酶抑制剂和血管紧张素 II 受体拮抗剂。

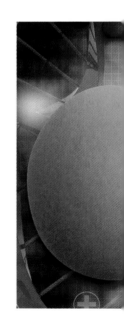

13. 肾病综合征病人出现高血压是否需要终身服药

原发性高血压的病因不是很清楚，所以不能完全的根治，基本上需要终身治疗，但是对一些比较轻度的高血压或者早期发现的高血压，血压的升高往往跟生活方式关系密切。如果能改变原来不健康的生活方式，比如休息时间更加稳定、更加规律，减少喝酒、增加运动、减轻体重，这类病人血压有可能慢慢恢复正常。但是对于绝大多数原发性高血压的病人来说需要终身服药。

14. 肾病综合征合并高血压时如何选用降压药物

为了减少高血压对肾脏的损坏，将血压控制在理想水平，合理选用药物和治疗方案很关键。降压药物品种繁多，适应证各不相同。选用降压药的基本原则是无肾毒性或者还有保护肾脏作用。研究表明，血管紧张素转换酶抑制剂（ACEI）、血管紧张素 II 受体拮抗剂（ARB）、钙通道阻滞剂和 β 受体阻滞剂在降压的同时都有保护肾脏作用。而 ACEI/ARB 具有明显的优势，能降低尿蛋白，起到保护肾脏功能的作用，能达到"一箭双雕"的效果，但此类药可有咳嗽，升高血钾的不良反应，在肾功能不全更要关注高钾血症风险。长效的钙拮抗剂也有较好的肾保护作用，通常无明显不良反应，尤其适用于肾功能不全的病人。利尿药尤其适用于有水肿和容量负荷过重的病人。所有的降压药物应在专科医生指导下慎重使用。

降压药物品种繁多，适应证各不相同。所有降压药物应在专科医生指导下慎重使用。

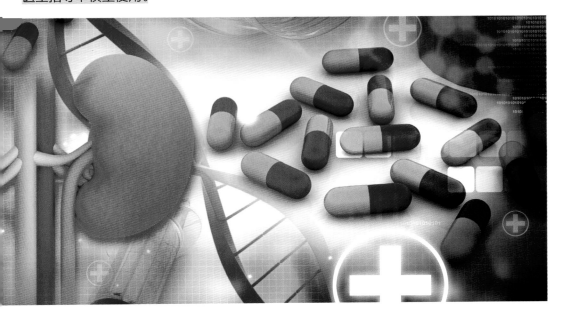

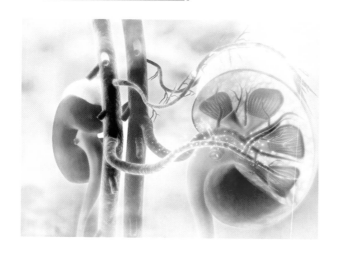

15. 肾病综合征肾功能不全病人伴高血压时应如何治疗

①如出现明显水肿，但尿量尚可时，提示水钠潴留，可应用利尿剂减轻容量负荷。②首选长效的钙拮抗剂。③血肌酐水平在 $265\mu mol/L$ 以上要慎用抑制肾素－血管紧张素药（ACEI/ARB），在应用该类药物时应严密检测肾功能变化，在用药后二周内血肌酐上升幅度在 30% 以内是药物的正常反应，可严密检测继续应用，如血肌酐水平上升幅度超过 30%，应立即停药。④可联合多种药降压。⑤若病人已达尿毒症期，必要时可透析超滤减轻水钠潴留来降压。

16. 老年人肾病综合征伴高血压者选择降压药时要注意些什么事项

目前常用降压药根据其作用机制分为六大类: 它们是利尿剂、钙离子通道阻滞剂（CCB）、血管紧张素转换酶抑制剂（ACEI）、血管紧张素 II 受体拮抗剂（ARB）、β 受体阻滞剂、α 受体阻滞剂。其中 ACEI 类药物包括依那普利、福辛普利、雷米普利、贝那普利等；常用的 ARB 类药物有氯沙坦、缬沙坦、厄贝沙坦、替米沙坦等，这两类药物（ACEI 和 ARB）除了可以有良好的控制血压外，还有肾脏保护作用，减少尿蛋白，此外还具有心血管保护作用，减少心血管意外的发生。钙离子通道阻滞剂（CCB）通过抑制血管平滑肌收缩，减少外周血管阻力而降低血压，该类药物降压的同时并不影响重要器官的血供，不影响血糖、血脂及血尿酸的代谢，对肾脏也有很好的保护作用，也是老年人常选用的降压药物，常用药物有硝苯地平、氨氯地平、非洛地平、贝尼地平等，主要不良反应有头痛、面色潮红，少数病人也可有双下肢水肿。单一药控制不了血压，可以选择联合用药；许多老年肾功能不全病人需要 2 种以上降压药物联合应用才能达到降压目标，如 ACEI 或 ARB 类与 CCB 类合用，也可与利尿药等合用，但 ARB 与 ACEI 两种药物不建议合用。总的来说老年人肾病综合征使用降压药要从小剂量开始。

17. 肾病综合征者什么情况下应使用血管紧张素转换酶抑制剂或血管紧张素 II 受体拮抗剂

肾病综合征者使用血管紧张素转换酶抑制剂或血管紧张素 II 受体拮抗剂，除了控制血压外，还用于降低尿蛋白。病理类型为 IgA 肾病、膜性肾病、局灶节段肾小球硬化、膜增生性肾炎、系膜增生性肾炎伴硬化者也常用它们来治疗。微小病变者不用。

18. 肾病综合征高血压最好在多少时间内控制好血压？如果血压降低过快会出现什么后果

血压能在 2 ～ 4 周内达标最佳，血压降得太快、太猛反而会带来危险，过低降压可使脑、心、肾供血不足导致进一步缺血，轻者头晕，重者导致缺血性脑卒中和心肌梗死。

血压降得太快、太猛反而会带来危险，过低降压可使脑、心、肾供血不足导致进一步缺血。

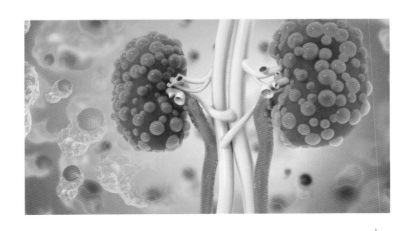

四、肾病综合征病因与诊断

1. 怎样才能诊断肾病综合征？什么是原发性肾病综合征

　　肾病综合征的临床表现为"大量蛋白尿、低白蛋白血症、高度水肿及高脂血症"，即我们常称之为的"三高一低"。病人常常因为水肿或大量蛋白尿而就医诊断。诊断肾病综合征有两个必备条件：24小时尿蛋白定量超过 3.5g，血浆白蛋白低于 30g。

　　肾病综合征作为一个临床诊断，涉及多种不同的疾病，根据病因可以将肾病综合征分为原发性肾病综合征和继发性肾病综合征。继发性肾病综合征的常见原因包括感染、药物或毒物、过敏、肿瘤、糖尿病、遗传等。只有排除了继发性肾病综合征，才能诊断原发性肾病综合征。

2. 药物会导致肾病综合征吗

　　继发性肾病综合征的一个常见原因就是药物，所以药物会导致肾病综合征。

（万建新）

3. 哪些药物容易引起肾病综合征

比如治疗结核的利福平，用于止痛或退热而经常会被病人自己任意服用的非固醇类抗炎药吲哚美辛、布洛芬等都可能导致肾病综合征等。所以应该在医生指导下用药，不随意用药特别是退烧药和止痛药。当有用药的病史同时出现疑似肾病综合征表现时，应该及时就医，并且向医生提供使用药物的名称和用量。

4. 中药会引起肾病综合征吗

中草药成分复杂，部分成分会引起肾病综合征，甚至出现慢性肾衰竭、泌尿系统肿瘤等更严重的肾脏损害。已经被明确证实的会引起肾病综合征、慢性肾小球肾炎、急慢性间质性肾炎的中药有马兜铃、关木通、广防己、青木香等，这些成分会出现在苏合丸、小青龙汤、龙胆泻肝汤、顺益肾蠲痹丸、龙胆泻肝丸、杜仲筋骨痹痛丸、顺气止咳化痰丸等中成药中。此外有的中草药或成药中含有金属矿物质成分，也可能导致肾病综合征。

5. 感冒药会引起肾病综合征吗

大多数感冒药都是复方制剂，成分中含有解热镇痛药、鼻黏膜血管收缩药、组胺拮抗剂、抗病毒药等。其中某些成分比如解热镇痛药可能会引起继发性肾病综合征。

6. 肾病综合征出现血肌酐升高了，咋办

肾病综合征出现血肌酐升高的原因可能是：①低蛋白血症等引起体液渗出到到组织间隙，有效血容量不足，导致肾脏的血流灌注不足。②肾间质高度水肿，蛋白管型堵塞肾小管导致的特发性急性肾损伤。③合并感染或使用的某些药物如抗生素、解热镇痛药导致急性肾小管坏死。④合并肾病综合征的并发症"双侧肾静脉血栓"导致。⑤本身的病理类型比较重，导致急性肾衰竭如急进性肾小球肾炎。出现血肌酐升高，说明肾脏功能损害是肾病综合征的并发症之一，建议尽快到肾内科专科住院治疗，医生会根据病人的临床表现进行判断和相应处理。

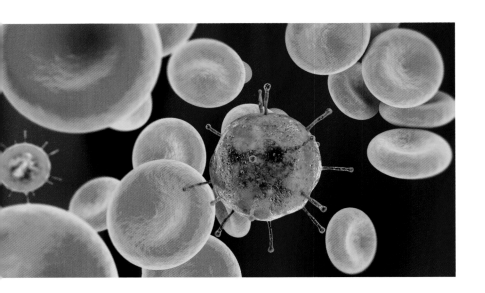

7. 为什么糖尿病病人会出现肾病综合征

糖尿病肾病是糖尿病常见的并发症，是多种因素包括糖代谢紊乱、肾脏血流动力学、遗传背景、氧化应激综合作用的结果。早期仅表现为间断出现的微量白蛋白尿，逐渐出现持续微量白蛋白尿，如果没有得到严格血糖控制和治疗，病情进展到大量蛋白尿和肾病综合征，此时病情将很难控制，控制血糖对阻止肾小球损害的进展也帮助不大。

8. 红斑狼疮病人会出现肾病综合征吗

狼疮性肾炎是红斑狼疮最常见的和严重的并发症，50%以上的系统性红斑狼疮病人临床上有肾脏受累。狼疮肾炎临床表现多样，可以为无症状的血尿或蛋白尿，也可以为急进性肾炎、肾炎综合征或肾病综合征。

9. 为什么肾病综合征病人会出现尿少

由于病人尿中大量蛋白流失，血中白蛋白降低，影响血浆胶体渗透压，使水分从血管进入组织间隙，水肿发生。

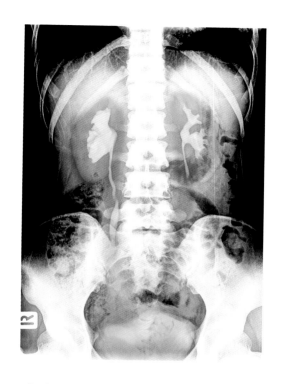

肾脏有效灌注减低，或者肾小球滤过率下降，均导致尿量减少。同时出现急性肾损伤时尿量也可能进一步减少。

10. 皮肤感染要警惕肾病综合征的出现

感染是肾病综合征的常见并发症，由于肾病导致免疫功能异常，皮下水肿也使皮肤感染更容易发生。同时皮肤感染也是肾脏损伤、急性肾炎、肾病综合征发生的病因之一，皮肤感染的病原菌的某些成分可能成为肾病的致病抗原。

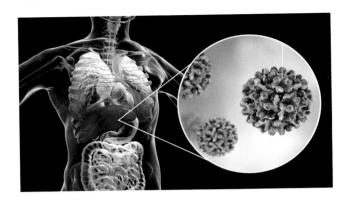

乙肝病毒相关性肾炎是导致儿童和青少年继发性肾病综合征的常见原因之一。

11. 病毒性肝炎病人要警惕肾病综合征的出现

乙肝病毒相关性肾炎是导致儿童和青少年继发性肾病综合征的常见原因之一，部分丙型肝炎相关性肾小球肾炎也表现为肾病综合征。所以病毒性肝炎病人也需要定期做尿液的检查，警惕肾病综合征的发生。

12. 肥胖出现双下肢水肿要警惕肾病综合征的出现

肥胖可能导致肥胖相关性肾病，表现为蛋白尿、肾病综合征。病人的肾组织也同时出现肾小球肥大、局灶节段硬化等病理改变。

13. 肿瘤病人要警惕肾病综合征的出现

肿瘤包括血液系统肿瘤如多发性骨髓瘤、白血病、淋巴瘤，以及实体肿瘤如肺癌、肠道肿瘤、甲状腺肿瘤、乳腺肿瘤、卵巢肿瘤、前列腺癌、胰腺癌等，均可能并发肾脏损害，而且多数表现为肾病综合征。多数病人肿瘤治愈后，肾脏表现会好转或消失。所以肿瘤病人同时出现水肿、蛋白尿等肾脏损害的时候，要及时到肾脏专科就诊，就诊时也不要忘了告诉医生肿瘤的诊断和治疗情况。年纪大的病人以水肿等肾病表现首先到肾脏专科检查时，除了肾脏方面的表现，如果同时有便血、消瘦、咯血等其他症状也要告诉医生以免遗漏肿瘤等基础疾病。

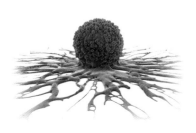

14. 为什么老年人肾病综合征要排除系统性淀粉样病变

淀粉样病变是一种全身性的疾病，由于细胞外淀粉样蛋白沉积到肝、肾、心脏等全身脏器，沉积在肾脏引起肾脏病理改变，临床就表现为肾病综合征。由于对本病的认识不足，导致此类疾病的误诊率较高，其中误诊为肾微小病变、局灶节段肾小球硬化、膜性肾病较为多见。所以老年人肾病综合征，特别是伴有肝大，巨舌、低血压等其他全身表现时，要排除系统性淀粉样病变。

15. 没有水肿能诊断肾病综合征吗

并非所有肾病综合征病人都有水肿的表现，肾病综合征的诊断中水肿也不是必备条件，只要符合 24 小时尿蛋白定量超过 3.5g，血浆白蛋白低于 30g 这两项，即使没有水肿也可诊断为肾病综合征。

16. 遗传性疾病会引起肾病综合征吗

继发性肾病综合征的原因之一就是遗传性肾脏病，如先天性肾病综合征，就是由于基因致病，并且在家族中通过一定方式遗传。

17. 肾病综合征会遗传吗

如果基因诊断为遗传性肾脏病，可能在家族中通过一定方式遗传。非遗传性肾脏病一般不会遗传，但是遗传背景可能是某些病人发病的易感因素。

五、肾病综合征与肾穿刺活检

1. 肾病综合征为什么要行肾穿刺检查呢

　　肾病综合征并不是一种疾病，而是一组有相似临床表现的疾病。当其他继发的原因导致的肾脏疾病被排除后，我们就要需要通过肾脏穿刺活检，这样才能清楚地看到病人的肾脏到底发生了什么病变，从而更好地指导用药和预判预后。另外，有些继发的肾病综合征，如狼疮性肾炎、紫癜性肾炎、乙肝相关性肾炎等都需要肾脏穿刺及病理检查明确肾脏损害的程度来指导制定更合理的治疗方案。

2. 肾穿刺活检会损伤肾脏吗？肾穿刺活检安全吗

　　肾穿刺活检是一种B超引导下的微创检查，损伤极小，一般人有约200万个肾单位，而我们只是取数十个肾单位来做检查，就好比一棵大树摘几片叶子而已，影响可以忽略不计。而且，做肾穿刺活检的医生一般是经验丰富的专科医生在B超的引导下完成，总体是安全的。术后少数病人可能会出现血尿、腰痛、腹胀、尿潴留、感染等，但这些情况都比较轻微，经过对症处理后通常均能恢复，不会遗留后遗症。

（潘澼）

3. 为什么做肾穿刺活检一般做右肾

一般人有左右两个肾脏，长10 ～ 12cm、宽5 ～ 6cm、厚3 ～ 4cm、重120 ～ 150g，左肾较右肾稍大，右肾由于肝脏关系比左肾略低1 ～ 2cm，肾脏一般是在肋骨下面，做肾穿刺活检时，吸气后右肾更容易显露出来以利于穿刺进行。如果右肾有些特殊情况不适宜穿刺，也可以取左肾做肾穿刺活检。

4. 只穿一侧的肾脏就能知道对侧的肾的情况吗

一般来说肾小球肾炎、肾病综合征是两个肾都累及的，一样的变化，而且同一个肾，肾上极跟肾下极也是一样的。但是存在局灶病变，因此取样时取到较

多的肾小球，更能够准确的判断病变。

5. 肾脏穿刺活检时会很痛吗

肾脏穿刺活检是细针穿刺，跟肌肉注射一样，只是穿刺的位置较深，而且在穿刺前会局部先打麻药，因此在穿刺时一般不会痛。术后偶尔会有轻微腰痛一至两天，更多的是来自于穿刺后长时间卧床休息引起的腰部不适，而且一般是可以忍受克服的。

6. 做肾穿刺活检经济花费大吗

肾穿刺活检手术操作的费用一般在1000元以内，病理检查费用一般在1500以内，总的花费在2500元以内。相对于检查给疾病带来的巨大的指导意义，这

些花费是十分值得的。

7. 儿童和青少年单纯原发性肾病综合征的治疗，是否一定要有肾穿刺病理做依据吗

儿童和青少年单纯原发性肾病综合征以轻微病变为主，大都对激素治疗敏感，可先用糖皮质激素正规治疗 8 周以上，如临床无效，再行肾穿刺活检。

8. 孕妇得了肾病综合征是否可行肾穿刺活检，一般在什么时间合适

孕妇如得了肾病综合征为明确诊断和治疗也可行肾穿刺活检，一般选择在孕 28 周前谨慎采用，孕 30 周后不建议肾活检。

9. 哪些情况肾病综合征需要先穿刺后治疗的

一般以下情况，正规糖皮质激素治疗无效的肾病综合征，肾病综合征或合并血尿、高血压、肾功能损伤，合并乙型肝炎病毒感染者，中老年病人出现肾病综合征等应该行肾穿刺活检明确诊断再治疗。

10. 肾病综合征病人哪些情况不适合行肾活检

以下情况病人不宜肾穿刺活检：①影像学提示肾长径小于 9cm 的强回声肾脏。这种情况通常提示肾脏的病变是慢性不可逆的。②孤立肾。也就是仅剩一个肾或是一侧肾脏已没有功能。③双侧肾脏多发囊肿或是肿瘤。④无法纠正的出血体质，比如坏血症。⑤重度高血压。尚未纠正的高血压。⑥肾积水。⑦处于活动期的肾脏或肾周的感染。⑧穿刺部位的皮肤感染。⑨肾脏结构的异常可能导致风险增高的情况。⑩病人无法配合，比如精神性疾病。

11. 血尿病人要做肾活检吗

首先确认是不是变形红细胞尿，通过尿红细胞位相（红细胞形态学检查）及尿沉渣检查确定。如果是变形红细胞尿，看是否合并有蛋白尿、肾功能异常或高血压。如果都不合并，只是单纯性的变形性红细胞尿，可以暂不行肾活检，但是需要长期随诊监测。病情一旦进展，出现中等量以上蛋白尿、高血压或肾功能异常，及时行肾穿刺活检术。

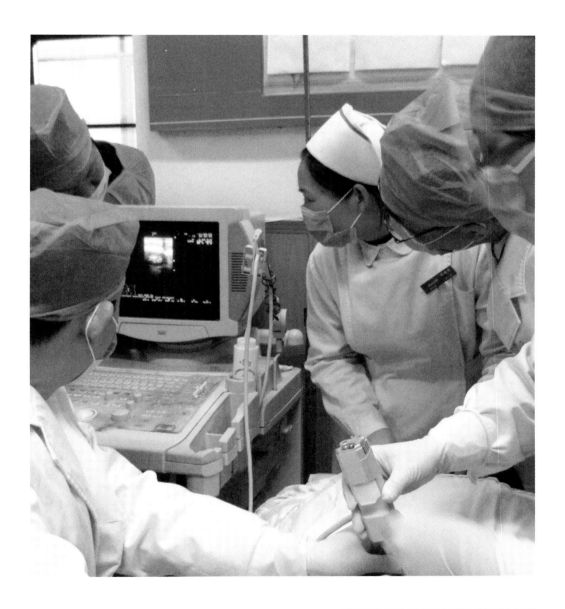

肾脏穿刺过程中需听从医生的指
示配合呼吸，使肾脏处于最佳穿
刺部位时屏住呼吸 20 秒左右，
待穿刺完成后再自由呼吸。

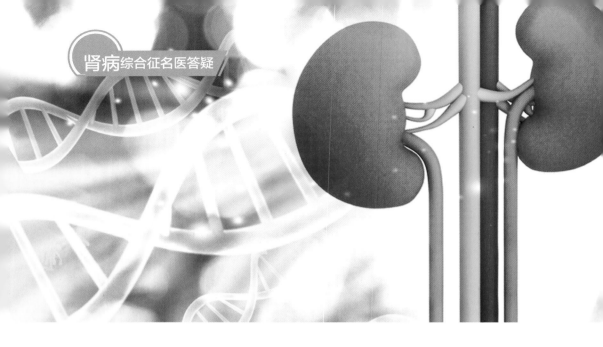

12. 为什么说肾穿刺过程中呼吸配合十分重要

因为肾脏在人体内会随着呼吸上下移动，所以当人屏住呼吸时，肾脏也处于不动的状态。当肾脏穿刺针进入肾脏组织内时，若肾脏处于移动的状态，穿刺针就会造成肾脏割裂伤，导致肾脏大出血等严重并发症。反之，若肾脏处于静止不动的状态时，穿刺针仅造成一个针眼大小的创口，能使肾穿刺造成的损伤最小化。所以，肾脏穿刺过程中需听从医生的指示配合呼吸，使肾脏处于最佳穿刺部位时屏住呼吸 20 秒左右，待穿刺完成后再自由呼吸。

13. 穿刺前如何摆体位及练习憋气

正常呼吸时肾脏随呼吸上下移动，如果肾穿刺时呼吸，就会划伤肾脏，导致出血严重后果，所以术前练下憋气更好地配合肾穿刺。练习憋气时首先去除枕头平趴在床上，肚子下面垫一个枕头，使腰部平坦，胸及肩膀往床上贴近，头通常侧枕或直接枕在床上，双手自然屈曲置于头两侧。练习憋气要进行缓慢的吸气，憋气，呼气，如此重复练习。

14. 肾病综合征找中医看肾病，是不是就不需要做肾穿刺活检

有不少肾病病人认为看中医，就不需要做肾穿刺，其实，这是一种错误的认识。中医看病除了通过"望、闻、问、切"四诊来从整体宏观上了解病情，也越来越重视局部微观来认识疾病。现代中医看病要改善辨证与辨病相结合，宏观与微观相结合，另外，肾穿刺所得病理改变对中医治疗同样具有指导意义。例如，肾脏病理有肾小球硬化、球囊粘连，往往属于中医"微型癥瘕"范畴，可加强活血化瘀中药的应用，如果肾脏病理表现以系膜增生、细胞基质增多，可考虑加强清热解毒中药的应用，减轻炎症细胞因子的损伤作用。当然，这种微观辨证用药规律还有待今后的完善。另外，对于许多严重复杂的肾脏病，单靠中药是难以奏效的，往往还需要结合西药治疗，更需要通过肾穿刺来明确肾脏病理诊断。

15. 肾病综合征病人肾穿刺活检前需要准备哪些

肾穿刺前需要做以下准备：①术前常规需要检查血常规、凝血功能、血型、肾功能、肾脏B超等。了解有无严重高凝，如果血液D-二聚体较高，则先抗凝等治疗，等纠正高凝好转停抗凝药后再行穿刺检查。②血压高的病人要先控制好血压，140/90mmHg以下再做。③特殊情况的准备：a.如果有服抗凝药物和血小板抑制药物，如阿司匹林、氯吡格雷、华法林、双嘧达莫，在穿刺前要停3～7天；b.严重贫血的输血到血红蛋白至少80g/L以上；c.血小板减少的，先纠正到合理的水平；d.毒素水平高的，先术前透析降低毒素水平，这是为了减轻对凝血不利影响。已透析的，在术前24小时停止透析。

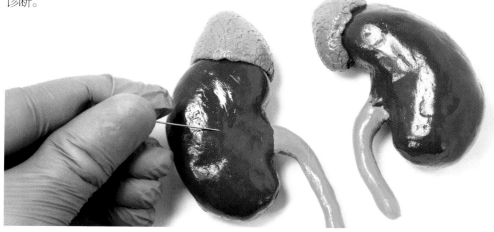

16. 肾穿刺活检术中需要病人做哪些配合

　　不要过于紧张，尽量全身放松，按照之前练习的平趴在床上，需要充分暴露穿刺的部位，消毒的时候会有点凉。需严格服从医生的指示，配合医生的口令进行吸气、憋气及呼气，在吸气憋气过程中一定不要随意说话或活动或不按医生指令呼吸配合，如果感到不适，可以用右手拍床示意，尽量避免由于不配合而出现肾脏大出血等并发症的后果，只要患者很好地进行配合，手术会很顺利。穿刺后如果需要搬动换床铺，请一定不要自己用力，须由着家属和医生护士协助搬动。

17. 肾病综合征病人肾穿刺活检后要注意什么

　　做完穿刺后，为了让伤口少出血，需要躺在床上身体不能活动大概 8 ~ 12 小时，这个过程算是穿刺前后最难受的，腰部会有一些酸胀，需要坚持克服。只要不是医嘱限制喝水（如有水肿、少尿的）的，一定要多喝水。因为术后发生镜下血尿是常见的，极少数出现肉眼血尿，多喝水能帮你稀释尿液，肉眼血尿术后大都能自行恢复。穿刺术后 12 ~ 24 小时，可以进行侧身、弯腿等活动，仍不要大幅度活动，术后 24 小时下床，不要过多活动。术前尽量排空大便，术后卧床时若有大小便要在床上用便盆排，有些尿潴留的病人需要置导尿管协助排便。

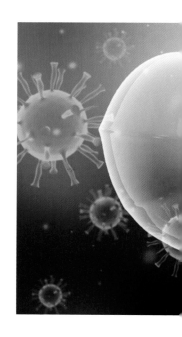

主要的并发症包括：①腰痛，腰痛很常见，一般较轻，主要卧床时间长造成，也可能为肾包膜下血肿引起，必要时可打止痛针。②尿潴留，尿潴留主要是不习惯导致，必要时置导尿。③血尿，血尿可以分为两种。一种是肉眼看不见的，叫镜下血尿，发生率几乎100%，有些是本身肾病的表现，一把无需处理，数天会自行消失。还有一种情况是肉眼血尿，就是小便颜色呈淡红色甚至深红色，这种情况一般在数天内会好转消失。如果颜色很深甚至接近鲜血的颜色，说明出血比较多，医生会根据病情采取措施，严重的可能需要做介入手术来止血，极其个别应用外科手术摘除肾脏来止血，血管介入技术已成熟地应用于临床，手术摘除肾脏来止血近几年相当罕见。④肾周血肿，肾周血肿发生很普遍，绝大多数是没有症状的小血肿，会自行吸收，无需处理。较大的血肿可能会引起腰痛、恶心呕吐等症状，医生会进行相应的处理，往往需要更长时间的卧床休息，一般在两三个月内能逐渐吸收，极少情况需要外科手术处理。⑤动静脉瘘，这主要是由于肾穿刺时造成的动脉和静脉直接短路，多数能够自行闭合，一般较少引起不适的症状。⑥其他的比如感染、误穿到其他脏器的情况。随着技术的发展，已经很少见到这种情况。

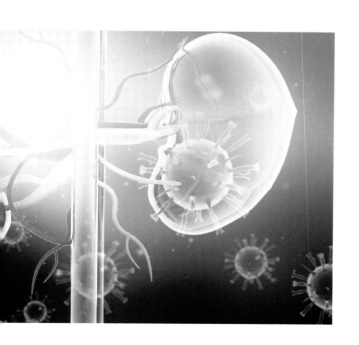

19. 肾病综合征肾穿刺活检报告重要吗？如何利用这些报告去看病

非常的重要，对疾病而言，其重要程度不亚于身份证对你的重要性。纸质版或电子版报告均应永久保存好，若医院能提供报告的电子版，那再好不过了，建议到医院就诊能携带病理报告以便医生对病情的准确判断。

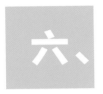

六、肾病综合征与常规检查

1. 怀疑肾病综合征的病人一般需要做哪些检查

怀疑肾病综合征的病人一般需要做如下检查：血常规、尿常规、24小时尿蛋白定量、尿红细胞位相、肝肾功能及血脂，乙肝两对半、抗核抗体谱、肿瘤标志物及泌尿系统彩超等。

2. 什么是尿常规检查？尿常规检查对肾病综合征有什么意义

尿常规检查包括尿液的一般性状检查、化学检查及显微镜下检查。一般性状检查包含尿量、气味、颜色、透明度及尿比重的测定；化学检查包含尿液酸碱度、蛋白、葡萄糖、酮体、血红蛋白、胆红素及尿胆原等；显微镜下检查包含尿液中细胞成分、管型及结晶等。尿常规检查价格便宜、方便快捷、可用于肾病综合征的初步判断、治疗效果的观察、有无合并症的筛查。

3. 尿常规检查前可以吃饭喝水吗？大量喝水到底会不会降低尿蛋白和隐血结果

尿常规检查前最好不要吃饭喝水。大量喝水会导致尿液稀释，尿比重低，可能会降低尿蛋白和隐血结果。

（王玉新）

4. 肾病综合征病人为什么要做血常规检查

肾病综合征病人做血常规检查，主要是观察有无贫血、有无白细胞及血小板的数量异常。某些特殊疾病，如狼疮性肾炎，就可能会出现贫血、白细胞及血小板下降等。另外，白细胞总数可以提示有无感染，严重贫血或血小板数量少则不宜做肾穿刺检查。

5. 肾病综合征病人为什么要做 24 小时尿蛋白定量

24 小时尿蛋白定量是测定 24 小时尿蛋白丢失总量的准确数值，是一个定量检查，尿蛋白定量大于 3.5g/d（即大量蛋白尿）是诊断肾病综合征的必备标准之一。同时 24 小时尿蛋白定量是监测疗效、判断肾病综合征是否缓解的重要指标，所以肾病综合征病人需要做 24 小时尿蛋白定量，而且要经常复查。

6. 肾病综合征时尿红细胞形态学分析有什么意义

部分肾病综合征病人伴有血尿，而血尿的病因很多，尿红细胞形态学分析是通过在显微镜下观察离心后尿沉渣中红细胞数量

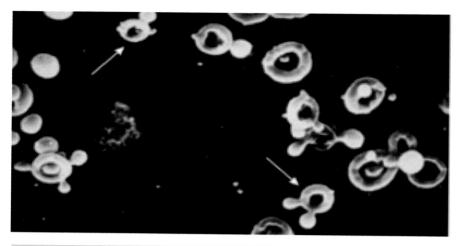

尿红细胞形态为均一型，则为非肾小球性血尿，见于结石、肿瘤、感染、外伤等。

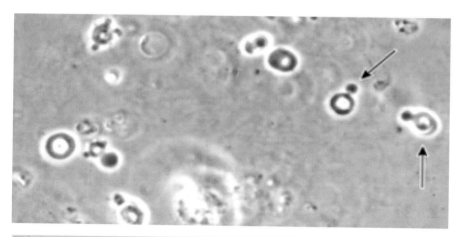

尿红细胞形态不一，畸型红细胞为主，可见棘形红细胞，系肾小球性血尿，主要见于肾小球疾病。

及形态来初步判断是否有血尿及尿中红细胞的可能来源。一般而言，畸形为主、非均一性的血尿来源于肾小球，而形态大致正常、均一性的血尿来源于肾小球以外，例如肾小管、肾盂、输尿管、膀胱等。尿红细胞形态学分析作为判断是否肾小球性血尿的检查，其灵敏度及特异度均较为理想，且检查简单、快捷、经济、无创伤，临床意义较大。

7. 肾病综合征病人要不要做尿渗透压测定

有必要做。尿渗透压测定能反映肾的浓缩和稀释功能，且与尿比重相比更为优越，较少受到尿蛋白的影响。在禁水 12 小时后，尿渗透压偏低表明肾脏浓缩功能不好。同样条件下尿渗透压 / 血浆渗透压比值应大于 3:1，肾脏浓缩稀释功能发生障碍时其比值可能降低到 1:1 或更低。

8. 肾病综合征时尿 NAG 酶、尿 β_2 微球蛋白、尿 α_1 - 微球蛋白的测定有什么意义

正常情况下，尿 NAG 酶排泄率很低。当肾小管损伤时，尿 NAG 酶增加。β_2 - 微球蛋白是一种相对分子质量小的蛋白质，排除合成增加的因素，血 β_2 - 微球蛋白正常情况下，尿 β_2 - 微球蛋

白的增加说明近端肾小管重吸收障碍。尿 α_1 - 微球蛋白增高的意义与尿 β_2 - 微球蛋白意义相似，是肾小管重吸收功能障碍的反映。尿 α_1 - 微球蛋白比尿 β_2 - 微球蛋白稳定性高，尿中排出量大，是反映近曲小管损伤的更理想指标。

9. 肾病综合征病人什么情况下需要做尿本周蛋白及免疫球蛋白固定电泳

尿本周蛋白及免疫球蛋白固定电泳常用于诊断有无多发性骨髓瘤、淀粉样变、单克隆免疫球蛋白血症等疾病，肾病综合征伴有以下情况者需要做尿本周蛋白及免疫球蛋白固定电泳：① 40 岁以上。②血尿不突出。③体重下降或严重肾病综合征时体重不变。④低血压或收缩压 / 舒张压和发病前比较有下降 ≥ 20mmHg。⑤肝脏、脾脏肿大。⑥舌体肥厚或心肌肥厚。⑦有慢性炎症病史或者肾病家族史。

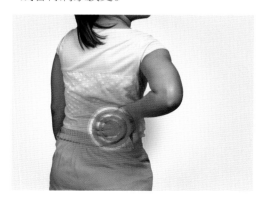

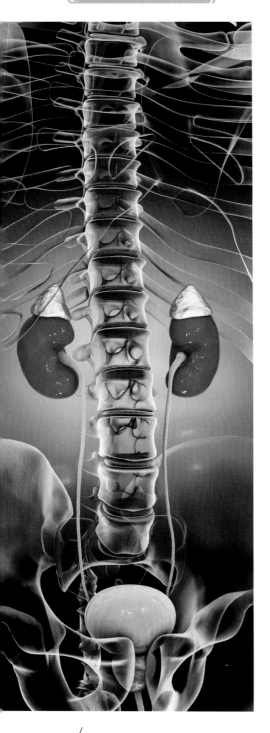

10. 肾病综合征病人要不要做肾功能检查

肾病综合征病人需要做肾功能检查。因为很多病人以肾病综合征为主要临床表现，晚期可发生肾衰竭情况。同时，有些肾病综合征的病人早期由于病理类型的不同也有可能出现急性肾损伤的情况，所以肾病综合征的病人需要监测肾功能的变化。

11. 肾功能检查包括哪些？如何判断肾功能是否正常

肾功能检查包括两个方面，一方面是关于肾小球滤过功能的检查，另一方面是肾小管功能的检查。肾小球滤过功能检查包括：①血肌酐。②内生肌酐清除率。③血尿素氮。④膀胱抑素C。⑤菊粉清除率测定。⑥放射性核素检测肾小球滤过功能。肾小管功能检查包括：①尿糖检测。②尿氨基酸。③ NAG 酶。④尿 β_2- 微球蛋白、尿 α_1 微球蛋白。⑤尿比重测定。⑥尿渗透压。如果上述的肾小球及肾小管功能检查无异常，则可判断肾功能正常。

12. 肾病综合征病人做凝血四项及 D-二聚体检查有何意义

肾病综合征时，由于凝血系统、纤溶系统以及血小板系统的变化使血液处于高凝状态，另外由于高脂血症、有效血容量不足又使血液黏稠度增加，加上药物因素，如激素、过度利尿等因素，故很容易发生血栓，血栓脱落很容易出现血管栓塞。因此肾病综合征病人行凝血 4 项及 D- 二聚体检查有助于判断其是否处于高凝状态，有利于尽早行药物干预治疗，从而预防血栓及栓塞，同时有助于血栓栓塞的诊断。

13. 肾病综合征病人肝功及电解质检查有什么意义

肝功能项目包括蛋白、转氨酶及胆红素，与肾病综合征病人意义较大的是前两者。蛋白检测通常有总蛋白、白蛋白及球蛋白。血清白蛋白小于 30g/L 是诊断肾病综合征的必备条件，随着肾友肾病的好转，血清白蛋白随之提升。肾友们就诊时，医师就很关注，时常会说"你血浆白蛋白提升没？"；另外球蛋白也很重要，与人体免疫力有关，球蛋白高低往往说明人体免疫力的好坏，常因自身免疫存有问题或因激素免疫抑制剂的治疗导致球蛋白降低。转氨酶就是常常医师口头上的"肝功"，是肝细胞实质损害的诊断项目，检测值的高低往往与病情轻重相平行，伴有肝炎病毒感染者更要注意。肾综综合征病人常用的药物——如激素、免疫抑制剂、调脂药等对肝细胞有一定的作用，转氨酶指标在随访中是必要的检测。

电解质的检查，通常包括：钾、钠、钙、氯、磷等；肾病综合征需要经常检测，以判断是否出现低钙血症、血钾低、血钠低等，以便及时处理。

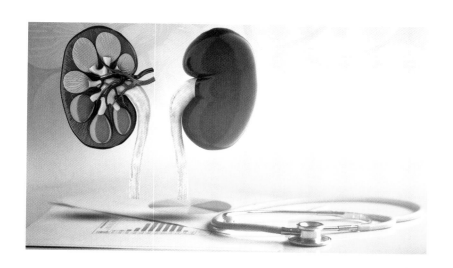

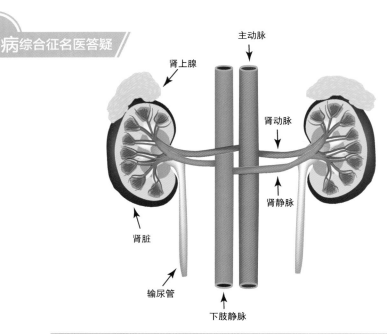

主动脉
肾上腺
肾动脉
肾静脉
肾脏
输尿管
下肢静脉

14. 肾病综合征病人什么情况下需要做抗核抗体谱检查

抗核抗体谱异常常见于系统性红斑狼疮、硬皮病、干燥综合征等自身免疫性疾病，部分肾病综合征病人与此类疾病相关，所以在首发的肾病综合征病人中，尤其是育龄期的女性，有家族史或者有诸如颜面部皮损（红斑、光敏感）、关节痛、口干少汗、皮硬等表现的，均有必要行抗核抗体谱的检查，有助于病因的诊断并提示医师诊疗的指向性。

15. 肾病综合征病人为什么要做乙型肝炎标记物，即"二对半"检查

乙型肝炎病毒感染也可以引起肾病综合征，称为乙型肝炎相关性肾炎，与其他的肾病综合征治疗是不同的。所以，每一个肾病综合征均需要检查血乙肝二对半，以排除是否有乙肝相关性肾炎的可能。

16. 血清补体的检查对肾病综合征病人是必要的吗

在有些肾病综合征的病人中，补体水平低下，常见疾病有系统性红斑狼疮、冷球蛋白血症、膜增殖性肾炎、急性链球菌感染后肾小球肾炎等。因此，在肾病综合征的诊疗中，补体检查是必要的。

17. 血浆免疫球蛋白检测有什么意义

目前已知的血浆免疫球蛋白成分包括：IgA、IgG、IgM、IgE、IgD。其中IgA、IgG、IgM 为常见免疫球蛋白检查所检测，对于自身免疫系统疾病有较好的诊断价值。大部分肾脏病为自身免疫系统异常所引起，因此对于该指标的检测，配合肾穿刺检查，可进一步明确肾脏病病因诊断。

18. 肾病综合征病人什么情况下要做彩超、CT、磁共振检查

肾病综合征病人常规可首选彩超检查。因为超声检查快速、无辐射、价格较低，可观察肾脏的大小、形态、实质厚度、回声及肾脏血供等；CT 可显示肾脏的断层影像，对于囊肿、肿瘤等占位性病变，彩超无法确定时，CT 或增强CT 更清晰、精确，肾脏的 MR 检查对软组织分辨率更高，显示肾脏结构更为清楚，对结核、占位及肾周脓肿等病变更精确，尤其是对肾实质病变的诊断可以进一步提高影像学检查的准确性，但体内如有金属假体植入的情况，则一般不宜行磁共振检查。

19. 肾病综合征做肾脏彩超检查有什么注意事项

肾脏彩超是一项无创检查，检查前一般不需要特别准备。但应注意膀胱过度充盈时，可出现肾盂扩张、轻度积水表现，故肾脏彩超检查前勿大量饮水。如需做输尿管、膀胱彩超则要适当喝水、憋尿。

20. 肾病综合征病人有糖尿病是为什么要做眼底检查

糖尿病引起的肾病综合征也很多，如果是糖尿病引起的肾病综合征，常常有眼底的典型病变。因此，眼底检查有助于确定肾病综合征是否为糖尿病引起。

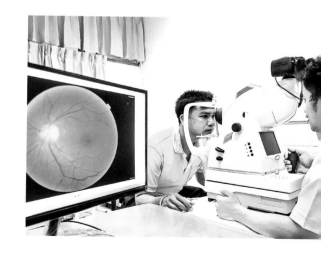

七、肾病综合征与常见并发症

1. 肾病综合征有哪些并发症

肾病综合征最常见的并发症有感染、血栓形成、急性肾损伤、蛋白和脂肪代谢紊乱等。

2. 为什么肾病综合征病人会出现感染

由于肾病综合征的病人从尿液中丢失了包括免疫球蛋白在内的营养物质，导致身体免疫力下降；此外，一些肾病综合征病人服用激素和（或）细胞毒类药物等药物治疗，也会损伤机体免疫力，因此很容易引发感染。

3. 肾病综合征病人最常见的感染有哪些

常见的感染有皮肤感染如丹毒、真菌感染、痤疮感染等，呼吸道感染如咽炎、扁桃体炎、肺炎，还有尿路感染及腹膜炎等。

（吴天俊）

4. 肾病综合征病人平时如何预防感染

首先，注意自身的身体健康和卫生情况，如勤换洗衣物，勤洗澡；饭前、上厕所后要记得洗手，避免引发感染；其次，避免去人群聚集的地方，避免熬夜，劳累等；此外，遇到天气变冷，及时添加衣物，注意保暖；最后饮食方面避免暴饮暴食，不要过食生冷、辛辣刺激的食物等。

5. 为什么肾病综合征病人会出现血栓

肾病综合征病人由于血清白蛋白大量从尿中排出，导致低蛋白血症，引起肝脏代偿性合成脂蛋白增加，尤其是低密度脂蛋白增加、凝血因子生成增加，导致高黏、高凝状态；此外，长期或大量应用激素，也会加重肾病综合征病人的高凝状态。最后，血小板黏附功能及释放功能也增加，血小板更新加快，从而加速血液凝固。利尿剂使用更易造成血容量不足，血液处于高凝状态。这些因素共同导致肾病综合征病人容易有血栓形成趋势。

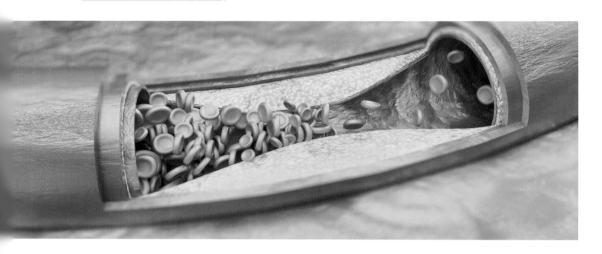

6. 病综合征病人出现血栓的概率有多高

据国内外文献报道，成人肾病综合征并发血栓形成的发病率为 10% ～ 40% 不等。

7. 哪些肾病综合征病人容易出现血栓

以下 5 类病人容易出现血栓：①严重低白蛋白血症的病人，特别是血清白蛋白小于 20g/L。②以前有血栓栓塞病史或有家族史，同时存在易于形成血栓的其他高危因素，如长期卧床或久坐不活动、肥胖、手术后卧床的病人。③大于 60 岁的老年人，尤其是已经存在房颤的老年人，血栓易于脱落。④高脂血症、糖尿病病人。⑤肾穿刺病理类型为膜性肾病及膜增生性肾炎的病人。

8. 肾病综合征最常见的血栓有哪些

最常见的血栓包括肺栓塞、肾静脉栓塞、下肢静脉血栓、脑梗死以及心肌梗死等。

9. 有哪些症状提示可能出现了血栓

如果突然出现腰部疼痛、肾区叩击痛，肾功能恶化，肉眼血尿等症状，提示可能是肾静脉血栓；一侧肢体出现肿胀或两侧肢体水肿程度明显不对称，应注意下肢深静脉血栓；突发胸痛、胸闷、咳嗽、咯血，考虑并发肺栓塞；突发头晕，口角歪斜、走路不稳，要注意脑梗死；突发心前区疼痛、后背疼痛、腹部疼痛等，应注意心肌梗死；出现大量腹水、腹痛，应注意门静脉、下腔静脉血栓。

10. 肾病综合征病人平时应当如何预防血栓形成

一般推荐病人适当活动，不要久坐或久躺不动，因为这样容易发生下肢静脉血栓和肺栓。口干可以饮水，如需要卧床，在卧床期间，家属可以帮助病人按摩双下肢，做些肢体的被动活动。另外，医生会开些"活血化瘀"药物，要注意按时规律服用。

11. 为什么肾病综合征病人会出现肺栓塞

前面提到，由于肾病综合征的病人存在血液高凝状态、血液黏稠，容易出现血栓形成。如果病人又长期卧床或手术后卧床，下肢静脉血栓形成后可以脱落，而引起肺动脉栓塞。

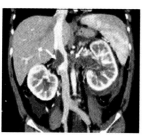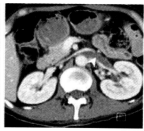

白色箭头所指为肾静脉血栓，是肾病综合征，尤其膜性肾病常见的一种并发症，可造成急性肾损伤。

12. 肾病综合征病人的高血脂需要治疗吗

肾病综合征时会有高血脂的并发症，血脂高了就相当于身体埋了一个定时炸弹，尤其病人是老年人，是很危险的，所以需要降脂治疗。

13. 肾病综合征病人的降脂药需要终身服用吗

由于肾病综合征病人的高血脂是继发性的，随着肾病综合征的病情得到控制，血脂水平会逐渐下降，部分病人可以不需要终身服用降脂药。当然，降脂要坚持长期的综合治疗，以控制饮食和锻炼为主，保持均衡营养和适当的运动，降低体重利于降低胆固醇水平。

14. 为什么肾病综合征病人会出现球蛋白降低

由于肾病综合征的病人大量蛋白尿，也从尿液中丢失免疫球蛋白，导致球蛋白偏低。长期使用激素和免疫抑制剂也可使血球蛋白降低。

15. 如何提高肾病综合征病人的血浆白蛋白水平

由于肾病综合征病人的肾脏滤过屏障像缺漏，病人的血浆白蛋白从中漏出，当把这个漏斗的洞修补好后，血里的血浆白蛋白就自然升高了。其中可能需要使用激素等药物的治疗。适当摄入蛋白，$0.8 \sim 1.0g/kg \cdot d$，也可服用复方 $\alpha -$ 酮酸片。

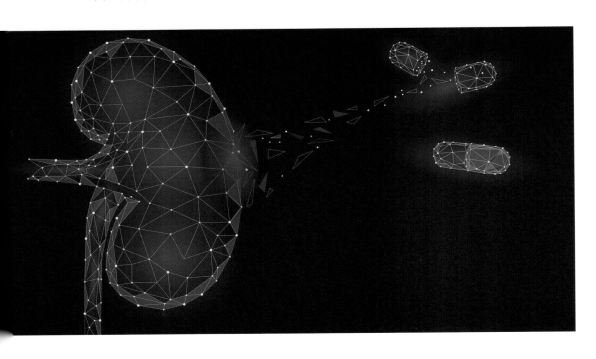

16. 为什么肾病综合征病人会缺钙

因为肾病综合征病人随着大量尿蛋白的丢失，血液中容易与白蛋白相结合的钙也随蛋白尿一并排出体外，导致身体缺钙。

17. 肾病综合征病人需要长期补钙吗

不需要。当肾病综合征的蛋白尿得到控制后，钙也就不再从尿中丢失了，就不需要再补充钙剂了。

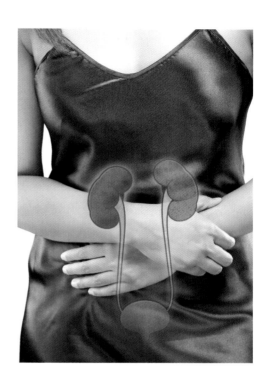

18. 为什么肾病综合征病人会出现急性肾损伤

由于肾病综合征的病人常伴有低蛋白血症及血管病变。特别是老年人常合并肾小动脉硬化。可因以下原因导致急性肾损伤：①急性出血、呕吐、腹泻时导致肾脏供血不足。②肾静脉血栓形成。③蛋白尿形成管型阻塞肾小管。④肾间质水肿压迫肾小管。⑤应用某些药物，如血管紧张素转换酶抑制剂或血管紧张素Ⅱ受体拮抗剂等药物引起。

19. 肾病综合征病人哪些情况容易出现急性肾损伤

以下几类病人容易出现急性肾损伤：①严重低蛋白血症的。②老年人合并血管硬化。③肾静脉血栓形成。④病理类型为微小病变者。

20. 急性肾损伤的病人肾功能可以恢复吗

一般急性肾损伤经过及时治疗，肾功能是可恢复的。也有少部分转为慢性肾功能不全。

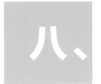

八、肾病综合征与感染

1. 感冒会引起肾病综合征复发吗

百姓常说的"感冒"实际是指两种疾病，即"普通感冒"和"流行性感冒"，一般我们所说的都是普通感冒。普通感冒也称上呼吸道感染（简称上感），包括鼻腔、咽或喉部急性炎症的总称，大多数是由病毒引起。感冒会引起肾病综合征复发，主要原因有：①肾病综合征多数是免疫紊乱引起的，当肾病综合征病人身体有病菌侵入时，有时免疫细胞不但没有吞噬病菌，而是暂时把病菌包容起来，身体中的病菌抗体与病菌本身结合成一种免疫复合物，随着血液循环，到了肾脏时，会沉积到肾小球的基底膜，从而损害肾脏，使大量蛋白流失，最终将引起肾病综合征复发或使病情加重。

②肾病综合征感冒时会产生许多炎症因子，可导致肾小球基底膜的通透性增加，裂隙膜蛋白的分子移位，而引起复发。③肾病综合征感冒时会产生许多炎症因子，这些炎症因子会导致激素的治疗反应下降，也就是说其作用下降，所以导致复发。④肾病综合征常常长期使用激素治疗，体内肾上腺皮质都萎缩了，感冒时人体处于应激状态，而此时体内激素不能代偿增加，这样激素相对不足，尤其激素剂较小时，更容易复发。感冒是造成肾病综合征复发的一个重要的因素，特别是上呼吸道感染，如咽痛、咳嗽、发热等。感冒的程度越重，症状越明显，肾病综合征复发的可能性就会越大。

（庄永泽）

2. 肾病综合征病人应当如何预防感冒

肾病综合征病人应从以下 8 个方面入手来预防感冒：①平常要加强锻炼，但不宜剧烈运动，走路为主。②要营养均衡、合理膳食、荤素搭配，千万别采取饥饿疗法（就是只吃蔬菜或素菜，而不吃其他食物），那样会造成营养不良，而营养不良会导致抵抗力下降，更容易患上感冒。③规律作息、劳逸结合、保持乐观情绪、戒除烟酒等也有助于提高自身免疫力。④避免易患感冒的因素。如做好口腔卫生、身边有感冒病人或雾霾天气外出时必须戴口罩。

3. 肾病综合征病人感冒时要如何处理

肾病综合征病人常常一有感冒，尿液化验就加重，感冒治疗好了则尿液化验就减轻，因此及时处理是关键，别拖着。长期吃激素（即泼尼松或甲基泼尼松片）的病人一旦感冒则立即在原先剂量增加 1 粒激素，再与您的主治医师联系，及时治疗感冒，就有可能避免一次复发。

感冒前期：感觉似要感冒，身体略感不适，或受凉，淋雨等情况可用生姜煮水，趁热服下，保暖、多休息、适当喝水、热水冲服板蓝根冲剂等。

感冒时多休息、多饮水、注意保暖最重要，要多吃一些富含维生素 C 的水果和蔬菜。

许多肾病病人长期使用激素及免疫抑制剂(如雷公藤多苷、骁悉、他克莫司、环孢素、来氟米特等) 治疗，其免疫力低下，一旦感冒易诱发肺部感染，值得注意。如果高热不退、且有服用免疫抑制剂的话要与主治医师联系，及时减量或停用。

注意尿液变化，是否尿色变化、尿泡沫多，以便早期发现复发，最好增加一次尿液化验

4. 肾病综合征病人感冒时可选用哪些治疗感冒的中成药

感冒，中医称为"伤风"，其中风热感冒与风寒感冒为最常见的两种类型，不懂的话则及时找您的主治医生帮您判定。风寒型感冒，如怕冷、鼻塞、流清涕、肢体酸重、咳嗽咳痰、痰清稀，白色等，常用风寒感冒颗粒、伤风停胶囊、正柴胡饮颗粒、感冒清热颗粒等，有入里表现，寒热往来者（即指一阵冷一阵热，交替发作，一天一次或一天数次）则选用小柴胡冲剂。风热型感冒：发热重、微恶风、

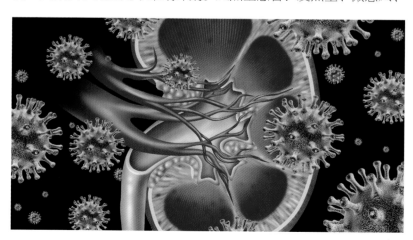

头胀痛、有汗、流黄鼻涕、咽喉红肿疼痛、咳嗽、痰黏或黄、鼻塞黄涕、口渴喜饮、舌尖边红、苔薄白微黄口干等，常用疏风解毒胶囊、感冒冲剂、清开灵胶囊、双黄连口服液、柴黄颗粒等。注意别吃错感冒中成药。

5. 肾病综合征病人感冒时是否要用抗生素

多数为病毒感冒，不用抗生素。肾病病人发热 38 度以上，要查 C 反应蛋白（CRP）和血常规判断是否有细菌感染，如果上述指标高的病人可应用 3 ~ 5 天，主要选头孢克洛、头孢地尼、阿奇霉素或左氧氟沙星，发热超过 1 周要重视就医。肾病病人由于伴有咽炎和扁桃体炎，所以可以短期使用阿莫西林、红霉素、阿奇霉素，以减少抗原形成。确定合并细菌感染时医师会根据病情给您制订方案。

6. 肾病综合征病人感冒处理上常见的误区是什么

肾病综合征病人要记住别乱吃感冒药，尤其含解热镇痛药的感冒药，如感冒通、维 C 银翘片、康泰克、布洛芬、扑感敏等等，服用这些感冒药病人发生肾损害风险增加，所以不宜使用。要克服以下误区：①捂汗治疗。用被子捂汗来治疗感冒的方法由来已久，东汉末年张仲景在其著作《伤寒论》中就有过描述，该方法加速人体达到体温中枢的调定点，随之病人怕冷、寒战（为了增加肌肉收缩来产生热量）的这些症状会因此而得到缓解甚至消失，所以也就舒适一些。但这种方法并不适用多数人，尤其体质虚弱者。因为首先是阻碍了人体的散热，所以有时会使发热病人病情加重，再即另一方面即使捂出汗，随汗液蒸发而流失的水分也增多，能量的消耗增多，也对病人不利。②暴食或节食治疗。感冒时以清淡少盐、容易消化的食物为主，同时要多吃富含矿物质和维生素的蔬菜和水果，以补充感冒期间营养素的消耗；还可以适当补充一些维生素C和锌制剂，以增加机体免疫力；感冒发热者应多摄入牛奶和豆浆，以补充蛋白质的消耗；多饮白开水，增强人体代谢，缩短感冒病程，促进康复。如果暴食或者过度节食，则不利体力恢复。③运动治疗。感冒是由于病毒或细菌入侵体内，这时体内的防御系统会加强工作，使体温升高、白细胞增多等。运动会使体内产热量增加，这就会造成免疫调节的紊乱，感冒病人处于身体功能低下的状态，即使强度较小的运动也会使病人承受较大的生理负荷，在运动后，常会出现免疫抑制现象，进而身体抵抗力下降，使感冒迅速加重，或是久久不愈，所以感冒期间建议在家多休息，避免剧烈运动。④多种药物治疗。感冒时治疗要有针对性治疗，不宜采用多种药物联合治疗，毕竟药物均有副作用，且感冒本身具有自限性。⑤输液感冒好得快。感冒时绝大多数不需要输液治疗，除非高热，出汗过多。输液感冒好得快是没有理论依据。⑥停用所有肾脏病治疗药物。肾病综合征病人多数使用激素或免疫抑制剂治疗，比如激素长期使用是不能突然停药的，否则会导致复发或出现糖皮质激素功能不全的，所以感冒时要与主治医师联系如何调整肾病药物，而不是就自行停用所有肾脏病治疗药物。

7. 肾病综合征常规服用激素的病人什么情况下激素需要临时加量

正常人在各种应激情况下，体内肾上腺分泌的糖皮质激素水平会增加以适应应激状态，而肾病综合征长期服用激素的病人由于负反馈抑制作用，体内肾上腺皮质已萎缩，所以应激情况下体内不能代偿性分泌增加，易导致肾病综合征复发，所以在以下应激情况下需要激素临时加量，通常在原来剂量的基础上增加 1 粒激素：感冒、腹泻、牙痛、虫咬性皮炎、过敏、劳累、接受手术治疗、宠物咬伤、外伤、中暑等。找相关医师处理好上述问题 3 ~ 5 天之后，可将所增加的 1 粒激素减掉。

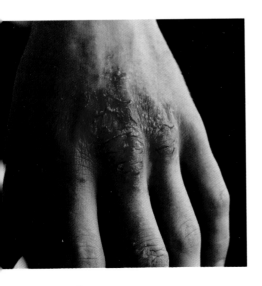

8. 肾病综合征病人常见的皮肤感染有哪些

肾病综合征病人由于水肿皮肤感觉差、抵抗力弱，且低蛋白血症及使用了大量激素，细胞毒性药物的应用又造成免疫功能低下，因此，皮肤极易发生感染。常见的皮肤感染有：病毒引起的带状疱疹、水痘；细菌引起痤疮感染、丹毒感染；真菌引起的体癣、股癣、足癣等。其中面部严重真菌感染引起红斑样改变值得重视。

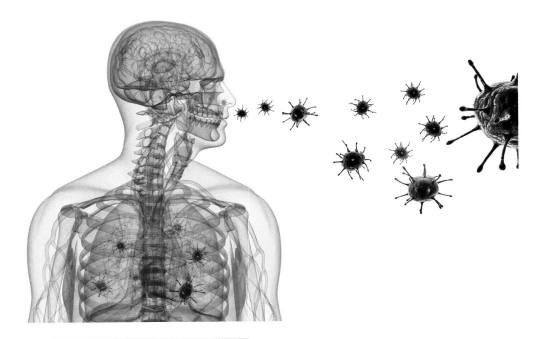

9. 肾病综合征病人发生感染会引发什么后果

肾病综合征病人发生任何感染要去找医师处理，否则轻则影响药物的疗效，导致肾病综合征缓解不了或者复发，重则引起感染加重，出现肺炎等，甚至细菌等入血，造成败血症，甚至更严重的后果，包括死亡。

10. 肾病综合征病人常见的肺部感染有哪些

肺部感染是肾病综合征的常见并发症，也是肾病综合征病情迁延、复发和死亡的主要原因。一旦发生肺部感染，糖皮质激素和免疫抑制剂便不能按常规使用，就会耽误治疗。而且，并发严重感染导致的急性呼吸衰竭抢救困难，治疗费用极高、死亡率也极高。

常见的肺部感染包括病毒感染、细菌感染、真菌感染及结核感染。

在使用激素（泼尼松或美卓乐）联合免疫抑制剂（雷公藤多苷、来氟米特、他克莫司、环磷酰胺或骁悉等）大约三月时间，更易发生肺部感染，所以发热超过3天，要当心是否会肺部感染，尤其咳嗽严重者；发热、咳痰、呼吸困难者更应注意进行胸部有关检查，如胸部CT、X线胸片、C-反应蛋白及血常规检查等，以便及时诊断。

11. 肾病综合征病人出现带状疱疹如何治疗

合理用药很重要，及时给予抗病毒处理，并调整激素及免疫抑制剂用量。肾病综合征病人出现带状疱疹时的处理包括：

①在肾病综合征病情允许下激素减量，免疫抑制剂减量或停用。②抗病毒治疗，一般可口服伐昔洛韦或静滴阿昔洛韦，疗程要 5 ~ 7 天，依据病情的严重程度，但应关注肾脏损害的发生。③止痛，予以肌内注射维生素 B_{12}，甚至强痛定，甚至理疗，照射等治疗消除局部的疱疹，但因为肾病综合征病人，所以一般不主张用阿司匹林、安乃近、消炎痛、布洛芬、新癀片等止痛药。④局部保持干燥，可予以 γ - 干扰素喷雾剂喷病灶的地方，必要涂百多邦药膏等预防感染。⑤增加抵抗力：口服匹多莫德分散片、脾氨肽口服液，也可皮下注射胸腺法新或日达仙等。

绝大多数经过上述治疗均可治愈。

12. 肾病综合征病人并发尿路感染有何症状和体征？如何治疗

肾病综合征病人容易并发尿路感染，尿路感染的症状有尿频、尿急、尿痛，甚至肉眼血尿，严重可伴有腰痛、发热、怕冷等，也可为无症状，但尿液化验出现白细胞增加，中段尿细菌培养有细菌生长。体征：肾区部位叩击痛、发热、输尿管点压痛、膀胱区压痛等。肾病综合征病人如果营养不良、血 IgG 水平低、贫血、大量蛋白尿及肾衰竭则容易得尿路感染。

通过尿常规、尿红细胞相位差检查

及中段尿细菌培养、血常规及 C- 反应蛋白等，医生可以确诊和评估病情。一般以大肠埃希菌感染为主（属 G- 杆菌），所以抗生素药物要对 G- 杆菌有效的药物，常用有头孢地尼分散片或胶囊、阿莫西林、阿莫西林 / 克拉维酸钾片、左氧氟沙星等，按说明书方法吃。多饮水、不吃辛辣食品。尿路感染可导致激素等治疗无效，也可使其复发，所以及时发现和有效治疗尿路感染成为肾病综合征治疗成败的重要环节。

13. 肾病综合征病人出现高烧药应如何退热？解热镇痛药能吃吗

肾病综合征病人出现发热不超过 38.5℃，一般可以不予退热药。高热病人如果就是感冒引起，属风寒感染入里，可冲服小柴胡冲剂，风热感冒则柴黄颗粒、清开灵或板蓝根冲剂等，儿童可以小儿退热贴。以抗病毒药为主如病毒唑（利巴韦林）。血白细胞高者及扁桃体发炎者可口服抗生素，一般选用头孢克洛胶囊或分散片，阿奇霉素或左氧氟沙星。3 天不退要排除有无肺部感染，必要静脉点滴抗菌药物以抗炎治疗。如果流行性感冒，即行咽试纸检查，若确诊为 H1N1 等甲型流感，则要服用奥司他韦（达菲）1 片，2 次 / 日及连花清温胶囊或颗粒冲剂。

含解热镇痛药的感冒药：如扑热息痛、双氯酚酸钠、感冒通、维C银翘片、康泰克、布洛芬、扑感敏及小儿退热栓（含对乙酰氨基酚）等，吃这些肾损害的风险增加，肾病综合征病人不宜乱使用。

14. 肾病综合征病人出现体癣需要治疗吗

肾病综合征病人出现体癣，往往表现环形的皮疹，一片一片，最外围是红，里边一点是白，周边边缘隆起，界线清楚，周边丘疹或水泡，瘙痒。一方面提示病人免疫功能低下，在病情许可的情况下适当减少激素或免疫抑制剂的药量；另一方面它属于真菌感染引起，需要积极治疗，否则会影响疗效。体癣的治疗：局部涂药，包括达克宁（硝酸咪康唑）软膏、复方酮康唑软膏或复方酮康唑霜。如果严重可短期服用氟康唑（200mg/d）或斯皮仁诺（伊曲康唑，每日两次，每次 0.2g）。此外可服药提高抵抗力的药物：匹多莫德或脾安肽等。

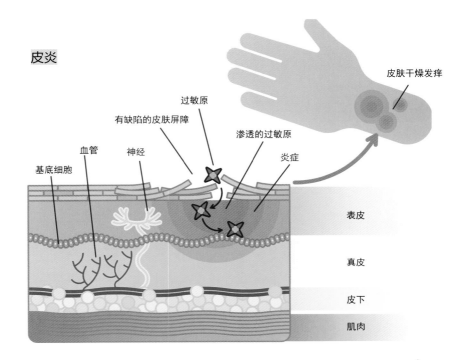

皮炎

皮肤干燥发痒

过敏原

有缺陷的皮肤屏障

渗透的过敏原

血管　神经　　　　炎症

基底细胞

表皮

真皮

皮下

肌肉

15. 肾病综合征病人伴乙型肝炎病毒感染应如何治疗

我国是乙型肝炎病毒感染高发区，临床上许多肾病综合征病人同时携带乙型肝炎病毒感染也较多见，而肾病综合征常常需要激素及免疫抑制剂治疗，这有可能会导致乙型肝炎病毒复制，肝炎爆发或加重，因此要检测血液中的乙型肝炎病毒DNA水平。通常要用核苷酸类抗病毒药物，以抑制HBV-DNA复制，如拉米夫定、替比夫定及恩替卡韦，如果HBV-DNA水平较高，则先用上述药物治疗，使HBV-DNA下降到较低水平之后，再开始激素及免疫抑制剂治疗肾病综合征，以免肝炎爆发，甚至引起肝坏死。

16. 肾病综合征病人会得哪些真菌感染

肾病综合征病人抵抗力差，尤其长期使用激素和免疫抑制剂的病人，可得真菌感染（也称霉菌感染）。常见的有皮肤真菌感染（甲癣、足癣、股癣及体癣等）、口腔真菌感染（白色念珠菌感染引起的鹅口疮、口角炎、舌炎）、肺部真菌感染（如肺部曲霉菌、肺部白色念珠菌感染）、脑部真菌感染（隐球菌感染）及阴道真菌感染（真菌性阴道炎）。病人就诊时有哪些地方出现皮疹、瘙痒、小水疱、痰很黏不易咳出等等均要向医师说明，以便及时发现上述真菌感染，及时处理。

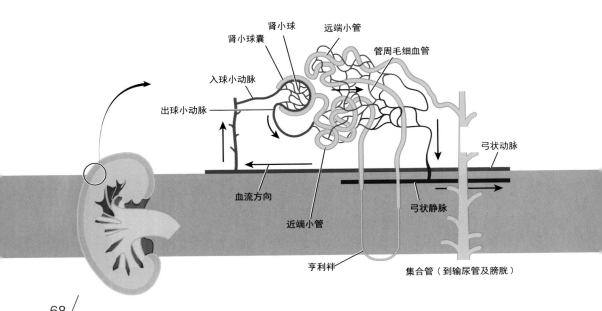

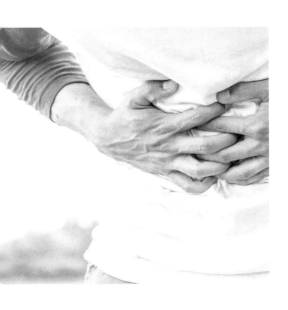

量基础上加 1 ~ 2 片，等急性胃肠炎治愈后再减回原来剂量。如果实在严重，可暂停口服激素，将激素改为静脉给药，剂量不变，等急性胃肠炎治愈后再改为口服给药。这样可避免因为激素无法吸收或吸收减少而导致肾病综合征复发。

18. 肾病综合征病人出现肺部结核应如何处理

结核感染近年来有所增加，尤其隐匿性感染。肾病综合征病人在应用激素及免疫抑制剂情况下，可并发肺部结核感染，表现发热、盗汗（晚上出汗而白天不出）、消瘦、贫血、肺部结节等。怀疑结核感染做相应的检查以帮助确诊，如肺部 CT、结核抗体、结核菌试验、结核感染 T 细胞检测等。一旦确诊，可按以下方法处理：①尽量减少激素和免疫抑制剂剂量，必要时停药免疫抑制剂。②抗结核治疗，以异烟肼（H）、利福平（R）、乙胺丁醇（E）及吡嗪酰胺（E）四种药物中联合使用，如 2HREZ/4HR、2HRZ/4HR 等，疗程至少 6 个月。③提高抵抗力。匹多莫德分散片、脾氨肽、胸腺法新等。④适当增加营养。摄入优质蛋白饮食，如鱼类及蛋类。⑤定期复查以评估结核病是否得到有效控制或治愈。

17. 肾病综合征病人出现急性胃肠炎应如何处理

肾病综合征病人有时吃坏东西而出现急性胃肠炎，表现腹痛、腹泻、恶心及呕吐、脱水和呕血与便血等。轻者只要适当控制饮食、进些易消化的稀饭等，予以黄连素、肠胃康胶囊消炎、思密达止泻、金双歧（口服双歧杆菌乳杆菌三联活菌片）、整肠生等调节肠道菌群等。重者要口服抗生素，如发热等可以服头孢地尼、左氧氟沙星片等。如果腹泻严重，有口干、头晕等容量不足等脱水现象，则要及时从静脉补充液体，以防发生急性肾损伤。记住有口服激素的病人一定要及时将激素临时加量，在原有剂

九、肾病综合征与心脑血管病

1. 肾病综合征病人为何容易出现心脑血管并发症

肾病综合征时大量蛋白尿、低蛋白血症、脂质代谢紊乱，均可导致血液高凝状态，而长期、大剂量类固醇激素和利尿剂的应用则进一步加重高凝状态，从而促进心脑血管并发症的发生。有报告显示，肾病综合征病人的心肌梗死的发生率要比正常的人高出 8 倍多，这是肾病综合征的主要危害之一。

2. 肾病综合征常见的心脑血管并发症有哪些

肾病综合征心血心管常见并发症包括冠心病、心绞痛发作、急性心肌梗死、心力衰竭及各种心律失常。脑血管常见并发症主要为脑梗死。

3. 哪些肾病综合征病人容易患冠心病和心肌梗死

肾病综合征合病人高龄、喜静少动或长期卧床；原来患有高血压、高血脂、糖尿病、动脉硬化；不恰当的利尿导致脱水；长期大量使用激素。上述病人容易患冠心病和急性心肌梗死。

（张燕林）

4. 肾病综合征病人出现心肌梗死时有什么症状

肾病综合征病人出现心肌梗死症状与一般病人症状相似，表现阵发性胸前区压榨性疼痛、胸闷、夜间阵发性呼吸困难、心源性休克、心悸气促，部分病人甚至可无明显不适。

5. 如何预防肾病综合征并发冠心病，心肌缺血病人应该常备哪些药物

肾病综合征并发冠心病重在预防：包括调整生活方式，低脂饮食，戒烟限酒，适度锻炼；早期使用他汀类降脂药，使用阿司匹林、氯吡格雷抗血小板聚集药物。心肌缺血病人应常备硝酸甘油含片、救心丸、阿司匹林、氯吡格雷片等扩张冠状动脉、抗凝药物。

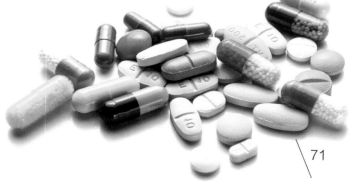

6. 肾病综合征病人发生心肌梗死时如何紧急处理

肾病综合征病人如果突然出现心前区或胸骨后压榨性疼痛、呼吸困难，应卧床休息，立刻服用硝酸甘油含片或救心丸，若无缓解，应立刻呼叫120急救电话。在救护车未到达之前，如果家里备有阿司匹林或氯吡格雷，可在医生指导下服用，为后续抢救争取时间。

7. 肾病综合征合并心衰的常见原因有哪些

肾病综合征合并心衰常见原因有：肾病综合征合并急性肾损伤，严重水肿特别是少尿或无尿，合并严重感染、高血压、冠心病、糖尿病。

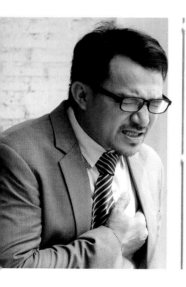
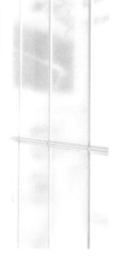

8. 如何预防肾病综合征心衰的发生

预防肾病综合征心衰的发生，病人有严重水肿少尿或无尿时要严格控制水和盐的摄入量，每日饮水量为前一日的尿量加500ml，每日盐的摄入量要低于3g，在医生的指导下使用利尿剂利尿，积极控制血压，预防感冒、腹泻等感染并发症，避免剧烈运动和过度疲劳。

9. 肾病综合征出现剧烈头痛有几种可能的原因，如何检查？脑水肿怎么办

肾病综合征出现剧烈头痛可能的原因有并发高血压脑病、脑水肿、脑静脉窦血栓形成等。应及时到医院看急诊，测量血压，行眼底、颅脑CT及磁共振，脑血管造影等检查协助诊断。出现脑水肿时，应平卧取头高脚低位，使用速尿、甘露醇、甘油果糖脱水，同时使用激素规范治疗肾病综合征。

10. 肾病综合征病人有可能出现缺血性脑卒中吗

肾病综合征病人有可能发生缺血性脑卒中，与血液高凝状态、原有高血压、糖尿病危险因素相关，上述因素会导致脑动脉血栓和栓塞形成。

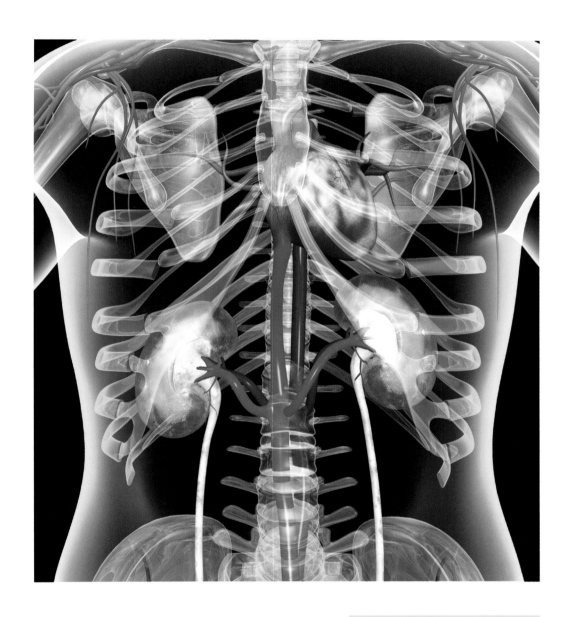

肾病综合征病人，出现心肌梗死症状时，应卧床休息，立刻服用硝酸甘油含片或救心丸，若无缓解，应立刻呼叫 120 急救电话。

11. 肾病综合征病人如何预防缺血性脑卒中的发生

肾病综合征病人预防缺血性脑卒中，如果合并高血压和糖尿病首先是要控制血压、血糖；血浆白蛋白低于20g/L 者可预防性使用低分子肝素、华法林抗凝，辅以双嘧达莫（潘生丁）、氯吡格雷、阿司匹林抗血小板聚集药物，早期使用他汀类降脂药物降低血脂，使用利尿剂要避免过快、过猛。

12. 肾病综合征病人出现缺血性脑卒中该怎么办

肾病综合征病人出现突发性眩晕、肢体偏瘫、感觉异常、失语、癫痫发作等症状，应立即到医院看急诊或呼叫 120 送医院。

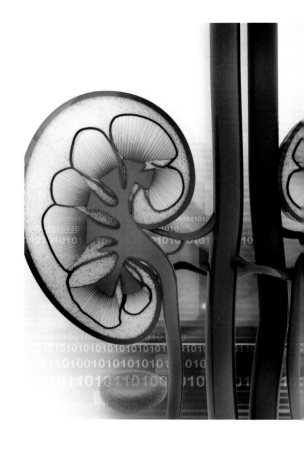

13. 肾病综合征病人为什么发生脑出血？如何预防其脑出血的发生

肾病综合征病人发生脑出血较为罕见。脑实质出血由高血压、外伤和脑血管异常。预防肾病综合征脑出血的发生主要措施是控制血压，使用降压药降压，有水肿的病人要控制水盐摄入，运用利尿剂减轻水肿,合理使用抗凝剂。

14. 肾病综合征病人发生脑出血时如何紧急处理

肾病综合征病人一旦出现偏瘫、失语、半身感觉障碍，昏迷，需警惕脑出血。紧急处理包括病人平卧，保持安静，尽量减少搬动，以免加重脑出血。保持呼吸道通畅，呕吐时将头偏向一侧，将口腔内容物清除。立即呼叫 120 送至医院就诊。

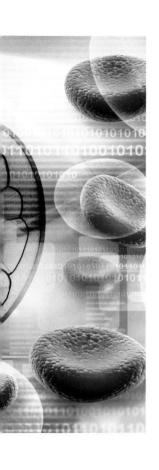

15. 肾病综合征发生肺栓塞有哪些症状

肺栓塞早期缺乏特征性的临床表现，症状表现取决于栓子的大小、数量、栓塞的部位等。病情隐匿，所以极易误诊或漏诊。急性、多发、主干栓塞可表现为胸闷、呼吸困难、心悸、胸痛、咯血等，发现时病人病情往往已十分严重，甚至发生晕厥、猝死，病死率极高。

16. 肾病综合征病人如何预防肺栓塞的发生

对于每一位肾病综合征病人，均应评估血栓栓塞的风险和可能性，需认真细致的观察临床症状，常规监测凝血功能及血生化早期发现下肢深静脉血栓形成，预防肺栓塞，应合理选择抗凝药物，注重预防性抗凝治疗，尽早用低分子肝素皮下注射、口服氯吡格雷等抗血小板凝集药物治疗，改善肾病综合征的预后，降低肺栓塞的病死率。

17. 肾病综合征病人发生肺栓塞时如何紧急处理

当出现胸痛、呼吸困难、咯血等典型肺栓塞三联征的表现时，病人应马上平卧，保持安静，咯血时头偏向一侧，注意清理口腔血块，有条件时迅速给氧、测量血压，立即呼叫 120 送至医院进行急救。

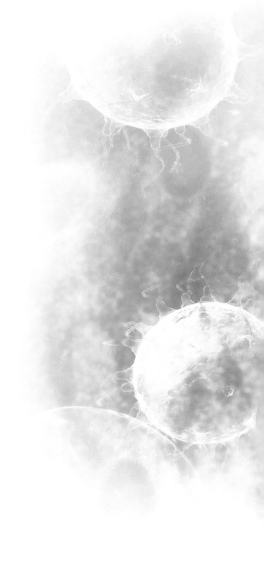

PART **3**

肾病综合征
与治疗

肾病综合征应用激素与免疫仰制剂治疗，原则上应增强疗效的同时最大限度地减少副作用。

无论是西医治疗还是中医治疗，都需要注意药物的副作用对人体的影响，定期检查肝肾功能指标，及时补充营养素。

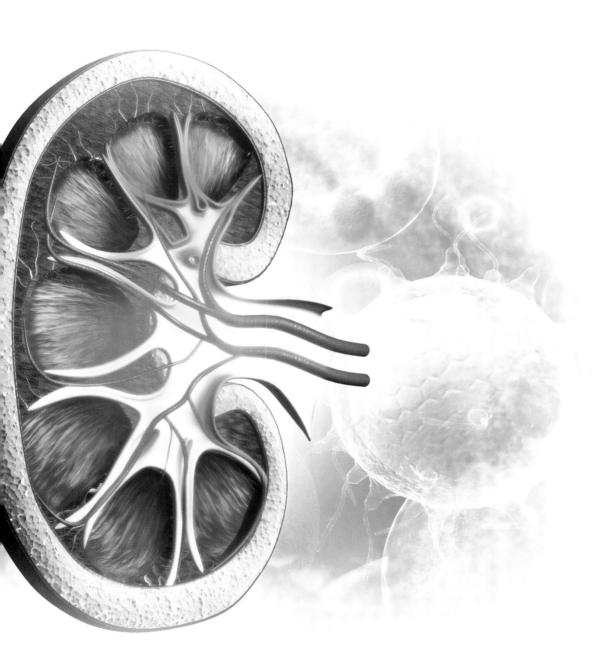

肾病综合征与西医治疗

1. 哪些肾病综合征病人需用激素治疗

肾脏病理表现为微小病变、新月体肾炎、特发性膜性肾病、系膜增生性肾小球肾炎、IgA 肾病（蛋白尿 >1.0g/d）、局灶节段性肾小球硬化/膜增生性肾小球肾炎、狼疮性肾炎等肾病综合征均需用激素治疗。

2. 肾病综合征病人长期服用激素治疗时应注意哪些事项

长期服用激素治疗时病人应该注意以下的事项：①饮食宜清淡，少盐、减少高糖、高脂肪等零食，这是为了避免血糖升高、血脂代谢紊乱等激素后期产生的不良反应。②容易发生感染：激素最严重的不良反应就是诱发和加重感染，因此，要注意口腔、耳鼻喉、肛门周围的情况，一旦出现发烧等情况，要及时去医院检查就诊。平时加强锻炼，做好防寒保暖措施。③激素可以继发血糖升高，也可以引起血压升高、血脂紊乱，需要定期查血压、血糖、血脂的指标，必要时要用药物控制。④使用激素的同时，应配合使用维生素 D 和钙片以预防和减轻骨质疏松。如果出现髋关节疼痛、活动受限，活动后症状更明显，要及时告知医生。⑤看不清东西：激素可以导致眼部疾病，如青光眼、白内障。

（洪富源）

因此建议长期使用激素的病人，需要每 2 个月进行眼科的检查。一旦发生了眼压升高或白内障，需要逐渐减量或停用糖皮质激素，并根据眼压水平局部给予降眼压药物控制眼压。⑥长期使用激素的病人千万别突然停药，否则可造成糖皮质功能不全，甚至死亡。

3. 肾病综合征病人易发生复发，应该如何预防

①严格遵从医嘱，定期随访。如有复发，不要惊慌，及时就诊并遵医嘱用药非常重要。②积极慎重应对感染、感冒。③适当加强自身保健，适当锻炼，增进体质。④保持良好心态和良好的饮食习惯。⑤要及时调整激素剂量，有使用激素的病人一旦出现感冒、腹泻等不适症状时在原有的剂量基础上临时加一粒激素。等上述情况解决后再减回原剂量。

4. 肾病综合征病人长期服用激素，为什么要加用保胃药物

激素是肾病综合征治疗的重要手段，长期服用激素能够促进胃酸和胃蛋白酶分泌，抑制胃黏液的分泌，降低胃黏膜的抵抗力，可诱发或加

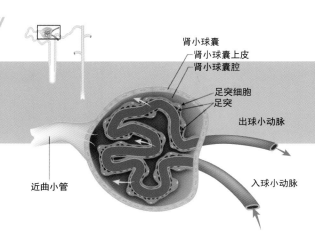

肾小球囊
肾小球囊上皮
肾小球囊腔
足突细胞
足突
出球小动脉
入球小动脉
近曲小管

重溃疡。故长期服用激素的病人，需加用抑酸保胃药来预防这一副作用。如出现上腹不适、恶心、呕吐、黑便等症状，需及时就诊。

5. 肾病综合征病人服用激素的最佳时间是什么时候

激素在肾病中的应用，一般是长程、大剂量使用。人体本身每天都有激素分泌，为了避免服药时过度抑制人体激素的生理分泌和自然节律，建议病人在清晨8点左右，一次性给予激素。

6. 伴有肝脏问题的肾病病人如何使用激素治疗

泼尼松龙、甲泼尼龙不需要经过肝脏代谢，因此，对于一些有肝脏问题的病人更为合适，不会增加肝脏的负担。泼尼松需要经过肝脏转化，需要避免在肝功能损害病人中使用。

7. 肾病综合征病人使用 RAS 阻断剂需要注意些什么

①这类药同时能够降低血压，因此对于没有高血压的肾病病人，在应用时需要注意服药后的反应（头晕等症状），以及定期的血压测量，不能耐受则停用。②这类药会使血肌酐轻微升高，不用过于紧张，定期监测肾功能，但如果是血肌酐持续性的升高，需要及时告知医生。③怀孕和哺乳期以及肾功能严重不全的病人需禁用此类药物。

8. 血压正常的肾病综合征病人应用治疗中为什么服用降压药

部分无高血压病的肾病综合征病人在治疗期间，肾科医生会给予 RAS 阻断剂的降压药物（如洛汀新、代文等）。对于肾病病人们来说，控制尿蛋白非常重要！控制尿蛋白就等于是保护了肾脏。而 RAS 阻断剂不仅能降尿蛋白，还能保护肾脏，延缓肾病进展。因此，RAS 阻断剂在肾病治疗中的作用是降蛋白尿，而不是降压。

9. 肾病综合征病人激素停药时有哪些注意事项

激素有停药反应和反跳现象，故停药需要非常谨慎。停药必须在医生的指导下进行，并不是症状控制了就可以停药。长期中或大剂量使用激素时，减量过快或突然停用可出现相应的症状，轻者表现为精神萎靡、乏力、食欲减退、关节和肌肉疼痛，重者可出现发热、恶心、呕吐、低血压等，危重者甚至发生肾上腺皮质危象，需及时抢救。减量过快或突然停用还可使原发病复发或加重。因此病人不要自行、擅自减停激素，需要在肾科医生指导下逐渐减量直至停用激素。

10. 肾病综合征病人服用激素有哪些副作用

长期大剂量激素使用，可能会出现相关副作用：①水、盐、蛋白质、脂肪等代谢紊乱，表现为满月脸、水牛背等症状。②免疫力低下而出现感染。③诱发和加重消化道溃疡。④精神神经症状。⑤骨质疏松及骨折。⑥青光眼、白内障。⑦血脂、血压及血糖升高。

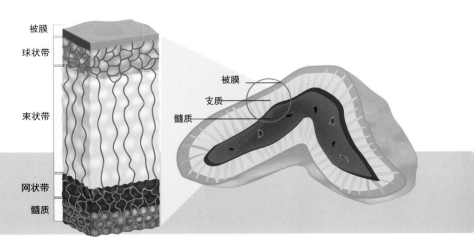

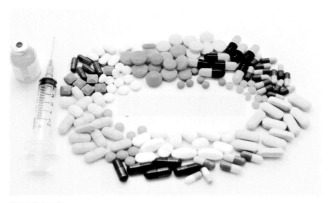

慢性疾病

11. 肾病病人如何预防股骨头坏死

股骨头坏死是激素应用中最严重的并发症之一。因此，在服用激素的同时预防性地给予补充维生素 D 和钙剂。如果出现髋关节疼痛、活动受限，一般在活动后更明显，及时告知医生。

12. 肾病病人在服用激素期间如何预防消化道溃疡

激素可以妨碍组织愈合修复，促进胃酸等分泌，加重消化道溃疡，甚至可以造成穿孔。因此，医生会预防性给予抑酸保胃药物，同时病人需观察自己的大便情况，如果出现大便发黑、有血，需要及时告知自己的医生。

13. 哪种肾病综合征病人要用环磷酰胺治疗，其副作用有哪些

环磷酰胺是最常见的细胞毒药物，协同激素治疗肾病综合征，具有较强的免疫抑制作用。临床上用于膜性肾病病人、激素抵抗和激素依赖的微小病变、新月体肾小球肾炎、局灶节段性肾小球硬化、狼疮性肾炎等。主要副作用：胃肠道反应、骨髓抑制、感染、肝功能损害、脱发、出血性膀胱炎、生育功能受损，表现为月经紊乱、精子少、无精。故定期监测血常规、肝肾功能，如出现异常，应及时告知医生。

14. 哪种类型肾病综合征病人应用环孢素治疗，其副作用有哪些

环孢素常用于：微小病变、膜性肾病、局灶节段性肾小球硬化、难治性肾病综

合征等。其副作用包括：①肾毒性。因而使用环孢素期间，一定要监测肾功能，在治疗前建议查 2 次血肌酐，确定可靠的肌酐值，开始治疗的一个月内，每周测一次肌酐，以后每个月测一次肌酐。环孢素的肾毒性跟剂量相关，大剂量长期使用、本身肾功能差、年纪大是引起肾毒性的危险因素。②肝功能问题：转氨酶、胆红素升高。③血压升高。④头痛、手足烧灼感、没力气，通常这些症状在使用 1 周内发生。⑤恶心呕吐、食欲差。⑥代谢异常：血脂、血糖、尿酸升高。⑦高血钾、低血钙、低血镁。⑧多毛、痤疮、皮疹、牙龈增生、可逆性月经失调。因此，在服用环孢素时，必须定期监测：环孢素血药浓度、血压、肝肾功能、电解质、血脂、血尿酸、血糖等。

15. 治疗肾病综合征的常用免疫抑制药物有哪些

治疗肾病综合征临床上常用免疫抑制药物包括激素、环磷酰胺、环孢素、吗替麦考酚酯（骁悉）、来氟米特、他克莫司（FK506）、雷公藤多苷。

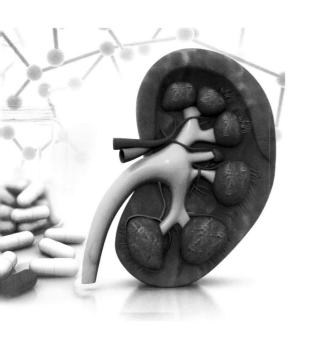

16. 在使用他克莫司治疗肾病综合征时为何要经常检测他克莫司浓度？一般维持多少浓度

他克莫司在人体胃肠道吸收的变异很大，其与食物同服或进食脂肪的食物时，他克莫司的吸收速度会减慢，监测血药浓度可评估全身的吸收情况。他克莫司在治疗肾病综合征中的有效治疗浓度的范围较小，因此需密切监测血药浓度对于防治其毒副作用的发生极其重要。用量建议 0.05 ～ 0.10mg/kg·d，维持血药浓度 4 ～ 10ng/ml。

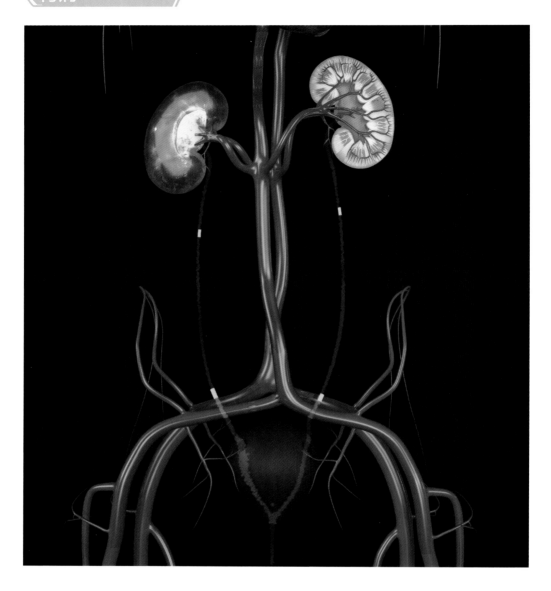

使用环孢素期间，一定要监测肾功能，环孢素的肾毒性跟剂量相关，长期大量使用、本身肾功能差、年龄大是引起肾毒性的危险因素。

17. 肾病综合征病人应用环孢霉素治疗时其一般剂量多少？浓度要维持多少水平值

环孢素应从小剂量开始（2mg/kg·d，分两次口服），根据病人蛋白尿情况逐渐增加剂量至最大量 4mg/kg·d，不应超过 5mg/kg·d，血药浓度维持在 150～180ng/ml。

18. 肾病综合征应用来氟米特和霉酚酸酯（骁悉）治疗肾病综合征时可能出现的副作用有哪些

来氟米特可能出现的副作用：①恶心、呕吐、口腔溃疡、腹泻、转氨酶升高等。②咳嗽、支气管炎、咽炎。③背痛、体重减轻、乏力。④脱发。⑤皮疹、瘙痒。故服用来氟米特需定期监测血常规、肝功能。

霉酚酸酯（骁悉）可能出现的副作用：①恶心、呕吐、胃出血、腹泻等，胃肠方面的不适通常无需停药。②轻度贫血和血小板减少。③诱发和加重感染。④诱发肿瘤：淋巴瘤、皮肤癌的发生率增加。因此，要减少太阳日晒、使用高保护的防晒霜、穿防护衣等措施。⑤转氨酶升高。故服用骁悉需定期监测血常规、肝功能、大便潜血等。

19. 肾病综合征病人在使用雷公藤多苷治疗时如果出现月经紊乱咋办

雷公藤多苷的一个副作用也不容小觑——性腺抑制。临床观察在年轻病人，应用半年以上，会导致 50% 的女性病人闭经，剂量越大，应用时间越长，发生闭经可能性越高。在男性病人中，可导致精子减少和无精子症。因此对于正处在发育期的儿童及少年或尚未生育的病人，持续使用的疗程不宜超过 3～6 个月。如果出现月经紊乱等症状，建议暂时停用雷公藤多苷，在医生的指导下使用其他的免疫抑制剂治疗。

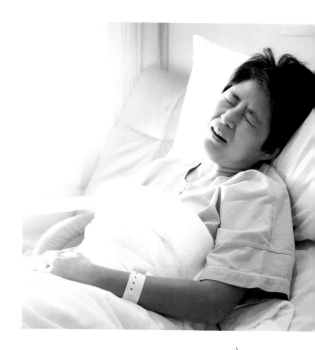

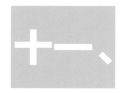

十一、肾病综合征与激素治疗

1. 肾病综合征病人激素治疗前，为什么需进行肾穿刺病理检查

　　肾病综合征是以"三高一低"为共同特征一组病症，但病因却包含如：原发性肾脏病、红斑狼疮、糖尿病、乙肝相关性肾炎、遗传性肾病、肿瘤、药物等多种多样。不同病因、病理类型及病变轻重，决定了不同诊断、治疗方案、疗效与病情演变。因此，除了青少年单纯性肾病综合征可以先试用糖皮质激素治疗外，其他没有禁忌证的病人建议接受肾穿刺活检。

2. 为什么激素能治疗肾病综合征

　　参与肾病综合征的常见发病机制：免疫、遗传、药物、感染等，其中免疫机制是肾病综合征中重要机制。糖皮质激素的免疫抑制作用与抗炎作用，能够治疗有免疫机制参与的肾病综合征。

3. 激素治疗肾病综合征的原则有哪些

　　激素治疗肾病综合征的原则一般是：①起始足量。常用药物

（陈友明）

为泼尼松，1.0mg/kg/d，口服 8 周，必要时可延长至 12 周。②缓慢减药。足量治疗后每 2 ~ 3 周减原用量的 10%，当减至 20mg/d 左右时症状易反复，应更加缓慢减量。③长期维持。最后以最小有效剂量再维持数月至半年。激素可采取全日量顿服或在维持用药期间两日量隔日一次顿服，以减轻激素的副作用。水肿严重、有肝功能损害或泼尼松疗效不佳时，可更换为泼尼松龙口服或静脉滴注。

4. 肾病综合征治疗前应排查哪些激素禁忌的疾病

肾病综合征治疗前应排查激素治疗禁忌的疾病包括：①活动性消化道溃疡。②严重高血压、糖尿病。③严重精神病，癫痫。④新近做过胃肠吻合术，或骨折、创伤修复。⑤肾上腺皮质功能亢进。⑥病毒感染、结核。⑦缺乏有效治疗的感染。⑧妊娠初期和产褥期。

5. 如何判断激素治疗的疗效

足量激素治疗 8 周后，方可通过以下几点进行判断：①激素敏感（完全效应）。足量泼尼松治疗 ≤ 8 周尿蛋白转阴。②激素耐药（无效应）。足量泼尼松治疗满 8 周尿蛋白仍无减少。③激素依赖。对激素敏感，但减量或停药 4 周内复发，恢复用量或再次用药又缓解，并重复 2 次以上者。④肾病复发（包括反复）。指尿蛋白由阴转阳，并持续＞ 2 周。⑤肾病频复发。指肾病病程中半年内复发 ≥ 2 次；或 1 年内复发 ≥ 3 次。

6. 影响激素疗效的因素有哪些

影响激素疗效的因素有：①肾脏病理类型。②糖皮质激素受体。③糖皮质激素的代谢。④免疫因素。⑤病人的依从性。

7. 如果激素治疗效果不好或复发时应当怎么办

应分析原因并相应处理：①若有感染、手术应急等干扰因素，调整激素剂量。②若有高凝因素、高脂血症等影响因素，抗凝降脂。③若有明显水肿或消化道症状等影响激素吸收，改静脉给药。④若有肝功能不全，用不经过代谢的甲泼尼龙或泼尼松龙。⑤若有不按标准规范用药，调整治疗方案。⑥若有激素依赖或抵抗，调整治疗方案，联合免疫抑制剂。

8. 为什么激素治疗后会出现"满月脸，水牛肩"

在临床中长期大量的使用激素会出现副作用，这个副作用有个学名就是——药源性的库欣综合征

因为长期的服用"激素"血中皮质醇增高，其表现与肾上腺皮质功能亢进一样，主要表现为满月脸、多血质外貌、向心性肥胖、痤疮、紫纹、高血压、继发性糖尿病和骨质疏松等。这类病人一般体重处于正常范围，但体脂向脸部、躯干部分布较多，四肢不胖。尽管有诸如以上副作用，但如果不及时足量使用激素、免疫抑制剂，有的肾脏疾病很短时间出现快速变化并危及生命，慢性长期不控制也会影响肾功能，权衡孰轻孰重，只要合理激素治疗，利还是大于弊。

9. 如何鉴别激素引起的"青春痘"与"皮癣"

痤疮是一种与皮脂代谢有关的毛囊、皮脂腺单位的慢性炎症病变，因好发于青春期，所以老百姓俗称为"青春痘"。痤疮的发病与皮脂的代谢有关，激素长期应用容易导致脂溢性皮炎发生，类似"青春痘"的发生，痤疮丙酸杆菌也称痤疮杆菌、疮疱丙酸杆菌，是造成青春痘的主要细菌。本菌能使皮酯中的类脂形成长链脂肪酸，刺激局部并引起皮脂管梗阻，产生痤疮。

皮癣病是由皮真菌引起的一种传染性皮肤病，可以治愈，真菌性皮肤病有头癣、手足癣、股癣、花斑癣等，主要是由公共用品和个人不卫生习惯而互相传染的，与旅店、浴池、游泳池、理发等公共场所的卫生有着密切的关系。激素长期应用容易导致免疫力下降易患皮癣病。

"皮癣病"的临床特征是：红斑上反复出现多层银白色干燥鳞屑，鳞屑易被刮除，下面露出淡红色半透明薄膜，再轻刮之，可见筛状如露水珠样的出血，分别称为"薄膜现象"和"露滴现象"。

真菌性皮肤病的主要致病菌为皮肤癣菌，包括黄癣菌、白癣菌、红色毛癣菌、石膏样毛癣菌、疣状毛癣菌、大小孢子菌等。真菌喜欢温暖潮湿的环境，当人体皮肤上有适合真菌生长繁殖的条件时，就容易发生癣病。如有些人容易出汗，且不及时擦净和保持干燥，则容易

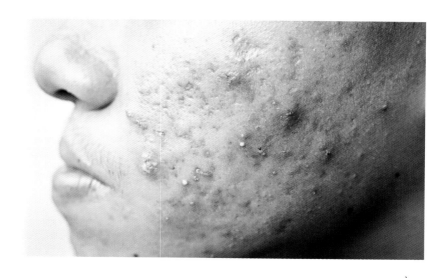

感染真菌而发生花斑癣。经常穿皮鞋、运动鞋，局部透气性差导致足部湿度和温度增高，若不注意足部清洁，极易发生足癣。

该类疾病的共同特点是：损害多局限于一侧，初发小水疱，疱液干涸后脱屑，范围不断扩大，久之脱屑处皮肤粗糙增厚，皮纹增宽，失去正常光泽，触之有粗砂感。

真菌显微镜检查：选取皮损边缘的鳞屑或病发，置于玻片上，加氢氧化钾溶液，加盖玻片，置于酒精灯上加热片刻，进行镜检观察。检查结果阳性者，可作为确诊的依据；阴性者不排除癣的可能

10. 血、尿化验都正常是不是意味着病情已治愈，可以不用激素治疗了

血、尿化验都正常不是意味着病情已治愈，只能说明目前病情缓解，是否继续使用激素，要看是否严格按照"起始量要足，减药要慢，维持时间要长"的原则进行激素撤停。如果疗程够了，撤停方法得当，血、尿化验仍都正常，可以停药并再随访观察，否则不可不用激素。

11. 激素在治疗过程中能否快速减药

激素在治疗过程中不能快速减药，在密切观察疗效下逐步缓慢减药。除非出现严重副作用情况下，也要在医生指导下减量。

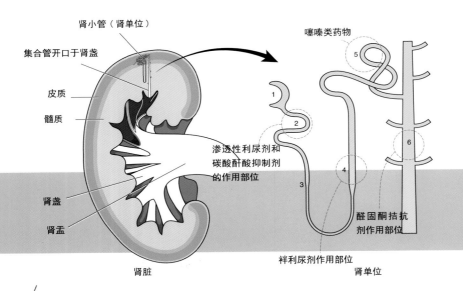

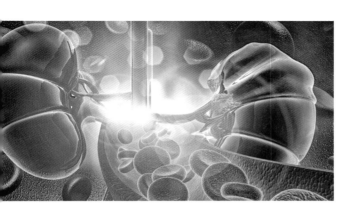

12. 激素突然停药的危害有哪些

糖皮质激素本是每个人身体里都有的内源物质，因为由肾上腺皮质分泌，除了用药期间的副作用，使用糖皮质激素还要面对另外一桩麻烦事——停药。人身体内激素的分泌受到脑的调节，这种调节可以使激素水平维持相对稳定。如果服用额外的激素，体内的激素水平就上升了，调节中枢发现这种情况，就会自动减少体内自身激素的分泌以维持平衡。长此以往，机体就习惯了这种"只要分泌很少的激素就可以"的状态。此时如果突然撤掉服用的激素，调节中枢一时反应不过来，就会出现体内激素水平过低的情况，出现停药症状，

可引起肾上腺皮质萎缩和功能不全。多数病人可无表现。肾上腺皮质功能恢复的时间与剂量、用药期限和个体差异有关。停用激素后垂体分泌 ACTH 的功能需经 3～5 个月才恢复；肾上腺皮质对 ACTH 起反应功能的恢复需 6～9 个月或更久。因此不可骤然停药。停药后也有少数病人遇到严重应激情况如感染、创伤、手术时可发生肾上腺危象，如恶心、呕吐、乏力、低血压、休克等，需及时抢救。这种皮质功能不全需半年甚至 1～2 年才能恢复。

另一方面，因病人对激素产生了依赖性或病情尚未完全控制，突然停药或减量过快而致肾病综合征复发或恶化。常需加大剂量再行治疗，待症状缓解后再逐渐减量、停药。

13. 激素为什么要在医生指导下逐渐撤停

因为医生会根据激素药物特性、疗效及副作用的观察，综合分析，做出正确的指导逐渐撤停方案。否则容易反跳，且多次复发后病情更难治疗。

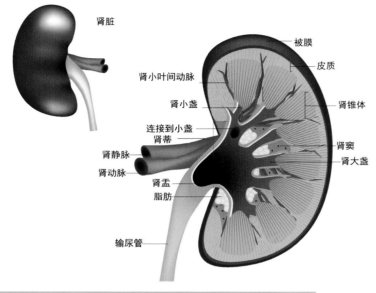

肾脏

被膜

皮质

肾小叶间动脉

肾小盏

肾锥体

连接到小盏

肾蒂

肾窦

肾静脉

肾大盏

肾动脉

肾盂

脂肪

输尿管

14. 激素与免疫抑制剂联合治疗时的注意事项

　　免疫抑制剂常与糖皮质激素联合应用治疗多种不同病理类型的肾病综合征，原则上应以增强疗效的同时最大限度地减少副作用为宜。长期应用激素的病人可出现感染、药物性糖尿病、骨质疏松等副作用，少数病例还可能发生股骨头无菌性缺血性坏死，需加强监测，及时处理。细胞毒性药物（如环磷酰胺）在激素治疗无效，或激素依赖型或反复发作型，可以联合治疗。由于此类药物有肝脏损伤、骨髓抑制副作用，免疫抑制剂目前临床上常用的免疫抑制剂有环孢素 A、他克莫司（FK506）、麦考酚吗乙酯和来氟米特等，感染是两种药物联用时的常见副作用，要注意用前排查，在用药过程中观察。

15. 哪些状态下，激素需要临时增减

　　糖皮质激素是由肾上腺皮质分泌的一种代谢调节激素。体内糖皮质激素的分泌主要受到脑－肾上腺皮质轴调节。反过来糖皮质激素在血液中浓度的增加又可以抑制从而减少糖皮质激素的分泌，保证了体内糖皮质激素含量的平衡。内源性糖皮质激素的分泌有昼夜节律性，午夜时含量最低，清晨时含量最高。此外机体在应激状态下，比如：创伤、手术、感染、熬夜、

劳累、牙痛、胃肠炎、虫咬等。正常情况下，内源性糖皮质激素的分泌量会激增到平时的 10 倍左右。在激素替代情况下，肾上腺皮质功能受抑制，无法满足应激状态下激素分泌需要。故需要增加激素剂量，当出现激素的副作用如糖尿病、严重感染难以控制时、溃疡病出血等副作用时，应予以减量。

16. 所谓"国产"激素与"进口"的激素有何区别？应如何选择

　　国产醋酸泼尼松（泼尼松等）与进口的甲泼尼龙（美卓乐等）都是肾上腺皮质糖皮质激素类药，泼尼松需经过肝脏代谢，美卓乐无需经过肝脏代谢，直接发挥其抗炎免疫抑制作用。如有明显肝功能减退，可选用美卓乐治疗。美卓乐水钠潴留副作用较小，但是如果大剂量使用同样会出现库欣综合征等激素副作用。肾病综合征病人在治疗过程中，脸越来越"胖"，肚子也大了，肚子皮肤还出现一条条纹，老长"豆豆"，身上汗毛变多变长，是什么原因？

　　因为长期的服用"激素"血中皮质醇增高，其表现与肾上腺皮质功能亢进一样，主要表现为满月脸、多血质外貌、向心性肥胖、痤疮、紫纹、高血压、继发性糖尿病和骨质疏松等。这类病人一般体重处于正常范围，但体脂向脸部、躯干部分布较多，四肢不胖。

17. 肾病综合征病人病情好转了，变胖的脸能恢复原样吗

　　如果疾病经过规范治疗缓解以后，可以停止使用激素的话，由于肾上腺糖皮质激素导致的向心性肥胖、满月脸、水牛背等等激素的副作用，可以逐渐得到缓解，甚至恢复到正常。

18. 出现激素或者免疫抑制剂副作用时，肾病综合征病人是否可以自行停药或减量

　　出现激素或者免疫抑制剂副作用时，肾病综合征病人不可以自行停药或减量，应及时就诊经治医生，由医生根据激素或者免疫抑制剂药物副作用类型、严重程度的综合分析，做出相应的停药或减量方案。而且还要密切观察对肾病综合征的疗效影响。自行错误地停药或减量，常常会导致不良后果。

十二、肾病综合征与中医治疗

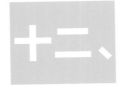

1. 中医对肾病综合征是如何认识的

．肾病综合征是一个西医学的诊断名称，因为该病主要表现为身体水肿、尿少、尿液混浊（大量蛋白尿）等症状所以属于中医"水肿"病的范畴。水肿的中医病因主要为外感风邪、水湿内侵、肌肤疮毒、饮食不节、体虚久病所致，病机与肺、脾、肾以及三焦的功能失调相关。辨证上以风、湿、热、毒等邪气导致的多为实证；以脾肾虚弱导致的多为虚证或虚实夹杂。中医治法主要采用发汗、利尿、泻下逐水以及健脾益肾、活血化瘀等。

2. 肾病综合征可以单纯用中医治疗吗

肾病综合征刚发病或水肿、尿少等症状不严重、肾功能正常可以尝试单纯中医药治疗，临床上也有治疗好转的病例报道。但如果上述症状比较严重同时肾功能受损或单纯中药治疗一段时间无效的目前多主张联合正规西医治疗。切忌盲目长期使用某种中药偏方，反而会贻误病情。

（吴强）

3. 肾病综合征中医如何与西医治疗配合

中西医结合诊治肾病综合征可以起到相得益彰的效果，西医对该病的治疗方法主要是针对不同的病因治疗、对症支持治疗、针对并发症的治疗，其中常用的药物主要是激素和多种免疫抑制剂。中医治病的特色还是辨证论治，但经常可以根据激素和免疫抑制的不同使用阶段出现的不同临床表现而采取分阶段的中医施治。另外有经验的中医师在掌握了一定规律以后可以根据肾病综合征不同的病因或不同的病理类型而采取相应的治法。

4. 中医预防肾病综合征复发有哪些方法

中医预防肾病综合征复发方法有：①健脾补肺法，常用玉屏风散、四君子汤等方药健脾补肺增强人体免疫力。②健脾补肾法：中医认为"脾为后天之本，肾为先天之本"，常用山药、莲子、薏苡仁、寄生、杜仲等健脾补肾。③滋阴益气法：西洋参、山药、生地、旱莲草、女贞子、黄芪、白术等滋阴益气药物有降低复发的作用。④益气温阳法：常用黄芪、白术、防风、肉桂、熟地、

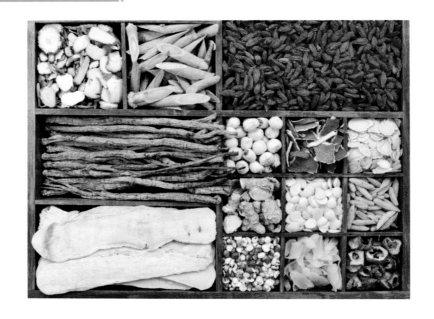

茯苓、淮山药、泽泻、山萸肉等药物调节人体免疫力，减少复发发生。也可以通过练习太极拳、八段锦等体育项目以增强体质来预防肾病复发。

5. 中药如何减轻免疫抑制剂的毒副作用

中药减轻免疫抑制剂的毒副作用如下：①大剂量激素口服期间，多数出现满月脸、面红、口干等表现，可配合滋阴清热中药，可用知柏地黄汤加减治疗，常用药物为知母、黄柏、生地黄、山药、泽泻、茯苓、牡丹皮、牛膝、玄参等。②激素减量过程中常出现食物不振、怕冷、腰酸腿软、疲乏无力等脾肾阳虚表现，可配合温补脾肾中药治疗，可以实脾饮、真武汤等方加减，常用药为：附子、茯苓、白术、白芍、生姜、桂枝、甘草等。③激素减至最小量或停用时，出现疲乏无力、怕冷、口干、烦热、腰酸腿软等阴阳两虚表现，可配合双补阴阳中药，可以桂附地黄丸、济生肾气丸等方加减，常用药为：桂枝、附子、生地黄、山药、泽泻、牡丹皮、茯苓等。④针对免疫抑制剂所致骨髓抑制，可用补脾益肾、补肾生髓、补气生血药物，常用药为太子参、红参、补骨脂、熟地黄、白术、黄芪、绞股蓝、枸杞子、女贞子、阿胶、鹿角胶等。

6. 哪些中草药有肾毒性

中草药是祖国医学的宝贵财富，然而很多人都认为"中药的副作用少，甚至无副作用，可长期使用"，这样的错误观念导致有些人盲目使用中药。目前认为中草药具有肾毒性主要是指一些中草药含有马兜铃酸，如使用不当或过量可以导致马兜铃酸肾病。含有马兜铃酸的中草药主要是：马兜铃、关木通、广防己、青木香、天仙藤、细辛、厚朴、益母草等。其实"是药三分毒"，且肝脏、肾脏都是人体重要的代谢器官，不论是中药还是西药，不规范的使用都有可能造成脏器的损伤。虽然有些中草药有一定毒性，但经过正规的炮制、准确的辨证、规定的疗程和剂量控制仍然可以使用。当使用这些有潜在肾毒性药物需要注意以下几点：①本身已有肾功能损伤者，使用肾毒性药物需要谨慎。②一旦服药后出现过敏反应，如发热、皮疹、外周血嗜酸粒细胞高等表现，及时停用可疑药物。③多种肾毒性药物联用时，密切监测肾功能相关指标的变化。④长期使用或者大剂量使用肾毒性药物，请务必监测肾功能。

7. 肾病综合征的常用单验方有哪些

（1）对症利尿消肿：①玉米须治水肿小便不利。玉米须每天 60 克，洗干净煎水服用，连服 6 个月，要长期不间断服用才效

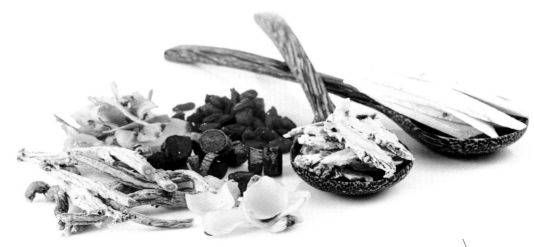

果好。②鲤鱼汤。鲜鲤鱼 1 条，重 500g 左右，去肠杂；生姜 15g、葱 15 ～ 30g、米醋 30 ～ 50ml 共炖，不放盐，喝汤吃鱼，适用于水肿日久不消者。③消渴饼，治水肿、小便不通。大田螺 4 个、大蒜（去皮）5 个、车前子 9g 研粉，3 味一起混合捣碎，贴在肚脐上。

（2）辨证治疗：①热证：白茅根汤，白茅根 30~60g、薏苡仁 15 ～ 30g、赤小豆 15 ～ 30g，水煎服。治疗湿热伤阴者。 ②虚证：在肾病恢复期自制黑大豆巩固疗效。处方：黑大豆 250g、淮山药 60g、苍术 60g、茯苓 60g，一起研细粉，制成水丸，每次服 6 ～ 9g，每日 2 ～ 3 次。

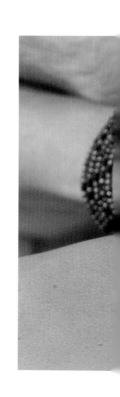

8. 中医"肾"与西医"肾"有何区别与联系

中医的"肾"与西医的"肾脏"，实际上还是具有密切联系的。西医讲的肾脏有泌尿的功能众所周知，此外还有分泌促红细胞生成素促进造血，与中医讲的"肾主藏精""精生髓""髓生血"，具有一致性。临床上，我们常用补肾的方法来治疗贫血，确有疗效。再如西医认为：肾脏可产生活性维生素 D，从而促进骨骼发育。这与中医讲的"肾主骨"也具有一致性。西医常用骨化三醇治疗骨质疏松，而中医采用狗脊、续断、桑寄生等补肾中药治疗骨质疏松，可起到至殊途同归的效果。

但是，中医"肾"与西医"肾脏"还是有很大的区别，中医"肾"，实际上包括了西医泌尿、生殖、神经、内分泌、免疫、骨骼等多系统功能，而西医"肾脏"主要还是通过排尿而排泄代谢废物的泌尿器官。中医的"肾虚"与西医的"肾病"也是两个完全不同的概念。"肾虚"是中医辨证产生的概念，而不是疾病的名称，很多系统的疾病，从广义上讲都可能归为"肾虚"。而西医的"肾病"仅指肾脏器官的疾病和损伤，包括肾炎、肾病综合征、肾小管间质疾病、肾血管疾病、肾衰竭等内科性肾脏实质疾病，也包括肾脏结石、感染、肿瘤、创伤等外科性疾病。

9. 哪些中成药可以治疗肾病综合征

能治疗肾病综合征的中成药有很多，临床常用的有：六味地黄丸、

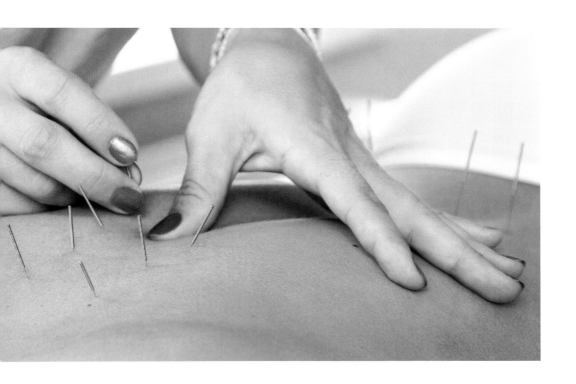

知柏地黄丸、金匮肾气丸、桂附地黄丸、参苓白术丸、肾炎康复片、黄葵胶囊、金水宝胶囊、百令胶囊等。

　　需要注意的是，上述中成药并非适合所有的肾病综合征病人。中成药和中药复方一样，需要在中医辨证指导下选用，如果方证不符，不但效果不好，甚至可能适得其反。所以建议在中医师的指导下选用中成药，避免自行使用，尤其是孕妇、儿童。

10. 虫草在肾病综合征的治疗中有何使用价值

　　虫草，即冬虫夏草。据《中华人民共和国药典》记载，其味甘性平，入肺肾经，功效补肺益肾，止血化痰，用于久咳虚喘、劳嗽咯血、阳痿遗精、腰膝酸痛。大量现代医学研究表明，虫草具有保护肾功能，减少尿蛋白等作用。一般来说肾病使用虫草是安全的，但需注意湿热证明显者不宜单独使用，热毒炽盛证者禁用。

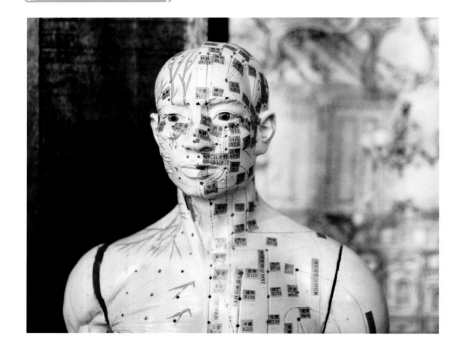

11. 不同病理类型的肾病综合征中医治疗方法一样吗

中医治病讲究"辨证论治"，故有"异病同治"之说。不同病理类型的肾病综合征的中医治疗方法是否一样是由中医证型所决定的，不是根据病理类型来决定。也就是说不同病理类型的肾病综合征若表现为同一种中医证型，其中医治疗方法一样，反之则不一样。当然不同病理类型的肾病综合征在病因病机上也有一定的自身特点。例如：系膜增生性肾小球肾炎（包括 IgA 肾病）在青少年中发病率较高，咽痛、血尿等症状常见，中医认为青少年阳气鸱张，易伤阴液，故该病中气虚、阴虚、阴虚化热、热毒伤络较多见，因此益气养阴、清热解毒，凉血止血之法较为常用。微小病变型肾病多见于儿童及老年人，膜性肾病多见于老年人、儿童及老年人肾气不足，脾肾气虚、水湿瘀血在这两种病理类型的肾病中是重要病机，因此健脾益肾，利水化瘀的方法在此类疾病中尤为重要；膜增生性肾小球肾炎病情进展迅速，常伴有肾功能难以逆转性的进行性减退，中医认为该病因瘀、水与毒混处于肾络，肾络痹阻，渐致络阻成积，因此在本病急剧进展时要采用急则治标，祛邪为先的原则，以期顿挫病势，注重利水化瘀、通络消积来防止肾脏脉络壅塞、癥积不愈，可适当采用三棱、莪术、地龙、僵蚕、土鳖虫、水蛭等破气消癥之品。

12. 肾病综合征的常用中医外治法有哪些

肾病综合征常用外治法主要有以下方面：①穴位贴敷法：以中医经络学说为理论基础，把中药研成细末，用酒或醋调匀，直接贴敷于神阙、关元、肾俞、涌泉、三阴交、足三里等穴位上，以达改善病人脾肾亏虚症状，减少复发。②激光疗法：通过脉冲和激光刺激人体腧穴，使之和人体内生物电流相互作用，起到运气化血、平和阴阳、扶正固本的功效，以改善肾功能、减少白蛋白、提高人体自身免疫力，达到防治疾病的目的。③中药腿浴疗法：藉泡洗时中药的温热之力及药物本身的功效，通过泡洗双足、小腿皮肤，起到活血化瘀、通经活络等作用。④艾条灸：将艾条点燃后置于腧穴或病变部位上进行熏灼的方法。利用温热及药物的作用，通过经络传导，以温经通络、调和气血、消肿散结、祛湿散寒、回阳救逆，从而达到防病保健。⑤中药灌肠：灌肠药液灌入直肠及结肠的治疗方法，具有泻浊排毒，活血化瘀，软坚散结的功效，对于肾病综合征伴有便秘者疗效较好。

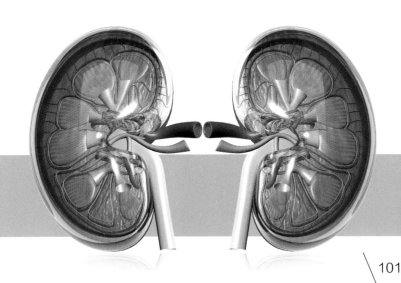

13. 肾病综合征的中医常用治法有哪些

中医认为本病病位在肺、脾、肾三脏，病机以"正虚、水湿、血瘀、热毒"贯穿于疾病发生、发展的始末。针对其每个阶段的病机特点及病理产物，中医采取不同的治疗方法，常用治法有温肾健脾、利水祛湿、清热利湿、活血化瘀、清热解毒、养阴利水。①温肾健脾：主治脾肾阳虚，以虚证为主时，或激素减停时出现肾阳虚证者，代表方：实脾饮、济生肾气丸、真武汤等。②利水祛湿：主治水湿浸渍，全身水肿明显时，代表方：五皮饮、胃苓汤、五苓散等。③清热利湿：主治湿热内蕴证，代表方：四妙散或疏凿饮子。④活血化瘀：主治瘀水互结证（尤其合并高黏血症或血栓、栓塞形成时），代表方：桃红四物汤、血府逐瘀汤、桂枝茯苓丸，可加泽兰、益母草、水蛭、地龙等。⑤清热解毒：主治因痈疡疮毒（如皮肤软组织感染等）、乳蛾肿痛（如急性咽炎、急性扁桃体炎等）诱发的肾病综合征，或在使用激素后导致的热毒证（如痤疮等）亦可使用。代表方：麻黄连翘赤小豆汤、五味消毒饮，可加白花蛇舌草、鱼腥草、银花等。⑥滋阴利水：主治水热互结兼有阴虚者，或使用激素后阴伤燥热，或过度利尿后阴液耗伤者。代表方；猪苓汤、知柏地黄丸、参芪地黄汤等。因大多数病人都是多种病机错杂，故临床治疗中不同治法常常兼用。

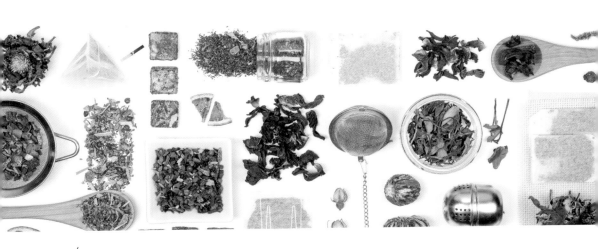

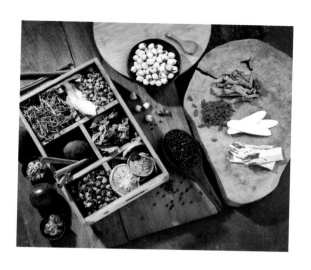

肾病综合征中西医结合治疗时中药与西药建议分开吃。西药应可根据说明书及医生指导服用，多数在餐后即可服用，可以避免对胃肠道的刺激。中药汤剂宜饭后半小时温服，阳虚者偏热服。中西药服用时间间隔以半小时为佳。

常用的虫类药物主要有蝉衣、蜈蚣、蕲蛇、僵蚕、地龙、全蝎、土鳖虫等。除了极度虚弱的病人，几乎所有的肾病综合征病人都可选用合适的虫类药。但是虫类药大多药性峻烈，有小毒，并不适合长期大量使用。所以病人不宜擅自加大剂量或延长服用时间等，否则可能会出现损伤人体正气或中毒等副作用。虫类药一般不主张单独使用，多为复方中使用。

因为激素是由肾上腺皮质分泌的，当应用大剂量激素时，会抑制肾上腺皮质分泌皮质激素，人体的肾上腺就会偷懒，骤然停药，人体自身分泌不足，会出现病情反跳现象，症状迅速出现或加重，甚至出现肾上腺皮质危象。每次减量约原来剂量的 1/10，具体应根据每个病人的病情，在医师的指导下缓慢撤减。根据目前研究还没有哪一种中药或方剂可以完全替代激素。病人可以中西医结合治疗，但不能一

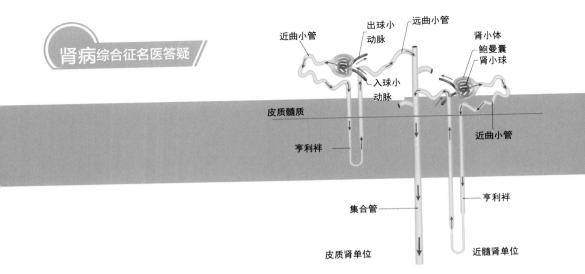

近曲小管　出球小动脉　远曲小管　肾小体　鲍曼囊　肾小球　入球小动脉　皮质髓质　亨利祥　近曲小管　集合管　亨利祥　皮质肾单位　近髓肾单位

吃中药，就立即将激素突然停用。

17. 肾病综合征病人激素治疗期间可否配合中医治疗，以减轻激素的副作用

　　中医认为激素是一种具有阳热作用的药物，刚开始应用足量激素的时候中医会配合应用温阳的药物增强激素的疗效，使其快速起效；但随着时间推移大剂量激素应用时不可避免地出现明显的副作用，临床表现为面红、满月脸、颜面胸背部痤疮、易激动、失眠、口干咽燥、多食易饥、舌质红、舌苔黄腻等一派热毒炽盛、阴精不足的症状，这个时候配合滋阴清热药物可以减轻激素的燥热作用。在激素撤减阶段，随着激素的减量，外源性阳气逐渐减少，而体内自身的阳气难以在短期内自生，这个时候配合应用温阳和补益的中药可以帮助激素撤减，减少感染发生，减轻撤药反跳现象。

18. 肾病综合征病人常用的中成药有哪些？服用时应注意哪些事项

　　（1）雷公藤多苷片。功效：祛风除湿、舒筋活络、清热解毒。主治肾病综合征各证。每次10~20mg，每天3次，1～2个月为一疗程。使用时应注意其肝损、白细胞减少、月经不调、影响生育能力等不良反应。

　　（2）肾炎康复片。功效：益气养阴，清解余热。主治：肾病综合征气阴两虚证，神疲乏力、腰酸腿软、面浮肢肿、头晕耳鸣、蛋白尿、血尿等。每次5片，每日3次。

　　（3）金水宝或百令胶囊。功效：补益肺肾、秘精益气。主治肾病综合征肺肾两虚精气不足，神疲乏力、不寐健忘、腰膝痠软、月经不调、阳痿早泄。每次 3 片，每日 3 次。

（4）黄葵胶囊。功效：清利湿热，解毒消肿。主治：肾病综合征湿热证，浮肿、腰痛、蛋白尿、血尿、舌苔黄腻等。每次 5 粒，每日 3 次。8 周为一疗程。主要副作用有：用药后出现上腹部胀满不适。

（5）玉屏风颗粒。功能主治：益气，固表，止汗。适用于肾病综合征表虚不固，自汗恶风，面色㿠白，体虚易感风邪者。开水冲服，每次 5 克，每日 3 次。

（6）槐杞黄颗粒。功效：益气养阴。适用于肾病综合征体质虚弱，反复感冒，气阴两虚证。症见：头晕，头昏，神疲乏力，口干气短，心悸，易出汗，食欲不振，大便秘结。开水冲服。成人每次 1 ～ 2 袋，每日 2 次；不良反应：偶见轻微腹泻。

（7）六味地黄丸。功效：滋阴补肾。症见肾阴亏损，头晕耳鸣，腰膝酸软，骨蒸潮热，盗汗遗精，消渴。浓缩丸每次 8 粒，每日 3 次。

（8）知柏地黄丸。功效：滋阴清热。症见：潮热盗汗，耳鸣遗精，口干咽燥。浓缩丸每次 8 粒，每日 3 次。

（9）金匮肾气丸。功效：温补肾阳，化气行水。症见：肾虚水肿，腰膝酸软，小便不利，畏寒肢冷。水蜜丸一次 4 ～ 5g（20 ～ 25 粒），大蜜丸每次 1 丸，每日 2 次。

19. 肾病综合征病人平时能吃黄芪、枸杞、西洋参及党参等补药吗

中医诊治肾病综合征一贯遵循辨证论治的原则，也就是要具体问题具体分析、对症下药。如果肾病综合征的病人表现为"乏力、腰酸、短气、食欲差"等虚证表现时，可以按照中医"虚则补之"的原则给予补益的药物和方剂。比如补脾益气的可以使用党参、黄芪；益气养阴的可以使用西洋参；补肾滋阴的可以用枸杞等。

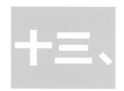

肾病综合征与营养治疗

1. 肾病综合征病人如何制定食谱

肾病综合征病人制定食谱应满足以下几个条件：①能量足（150kJ/kg·d），可以提高蛋白质利用率，氮热比 1：200 较为适宜。②限制饮食蛋白量 0.8 ~ 1.0g/kg·d，加用必需氨基酸或 α－酮酸，维持正氮平衡，高生物价蛋白占 60% ~ 70%。③脂肪适量，少于总能量 30%，限制胆固醇及饱和脂肪酸的摄入量，增加不饱和脂肪酸、单不饱和脂肪酸的摄入量。④若在大剂量激素治疗或明显水肿期间与低盐饮食（钠盐<3g/d），明显水肿时禁盐，待好转消退，改为低盐饮食，完成缓解后可不必严格限盐，但亦不宜过多。⑤补充足够的水溶性维生素和适当补充微量元素，少食含高钠和高钾的食物，多补充钙、锌等微量元素。

2. 肾病综合征病人应如何计算每日所需热卡？如何保证能量摄入

肾病综合征病人根据肾小球滤过率计算所需能量，若

（魏立新）

eGFR 在 30 ~ 60ml/min 能量摄入在（97.0±3）kJ/kg·d; 若 eGFR<30ml/min, 则能量摄入在（88±4）kJ/kg·d。可以用无盐酱油、醋、姜、蒜等调味品以增进食欲，进食量减少时，可适当增加一些食糖或植物油以增加热能，保证充足能量摄入。

3. 何为优质蛋白？为何要复方 α－酮酸片结合低蛋白饮食？肾病综合征病人可服用复方 α－酮酸片

答：食物蛋白质氨基酸模式越接近人体蛋白质氨基酸模式，越容易被人体吸收，称为优质蛋白。例如：动物蛋白质中的蛋、奶、肉、鱼、以及大豆类蛋白质。复方 α－酮酸片结合低蛋白饮食，可减少氮的摄入，同时可避免因蛋白摄入不足及营养不良引起的不良后果，预防和治疗因慢性肾功能不全而造成蛋白质代谢失调引起的肾损害。肾病综合征病人可服用复方 α－酮酸片。

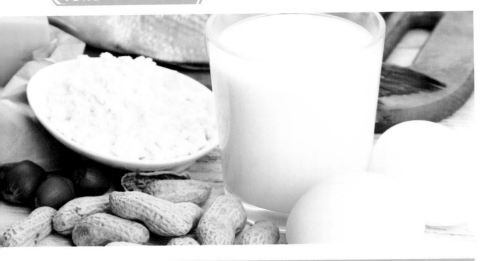

4. 不同病期的肾病综合征病人每日的蛋白质摄入量应是多少

肾功能正常的肾病综合征病人，蛋白质的摄入量为 1g/kg·d，加上尿中丢失量即可。另一种是有氮质血症（化验血尿素氮、肌酐高出正常值）或肾功能不全的肾病综合征病人，要适当地限制蛋白质的摄入，每日食入的蛋白质 0.8g/kg·d，合计 40 ~ 48g 为宜。应选优质蛋白质，首选蛋类和乳类食物，一只鸡蛋约 6g 蛋白质，一碗牛奶（约 200ml）约含 6g 蛋白质，50g瘦肉约含 8g 蛋白质，鸡肉含蛋白质比瘦肉稍多，而鱼类稍少。这样，可以算出一个肾病综合征病人每日摄入的蛋白量。

5. 肾病综合征透析病人常见的营养问题是什么？如何避免出现营养不良

肾病综合征透析病人常见的营养问题是能量摄入不足、低蛋白血症、水溶性维生素丢失过多、骨质脱钙，需要合理科学的饮食避免出现营养不良，具体如下：①增加营养物质（蛋白质、能量、所有水溶性维生素包括 B 族维生素及抗坏血酸、钙）补充，可以通过口服营养制剂（口服必需氨基酸是最简便易行、且最符合生理的方法；其次要优质高蛋白、高热量、多维生素等合理、平衡膳食，以加强蛋白质的利用和减少分解代谢。若不能很好进食或胃肠吸收不好，而营养状况差病人，可以通过管饲或全胃肠外营养补充体内必须氨基酸、脂肪乳、高糖，并加用适当的电解质及维生素，补充左旋肉碱，使每日提供给机体的总热量在 100 ~ 140kJ/ kg ·d，以保证机体供能，避免出现负氮平衡。②抗炎症治疗（积极治疗感染）。③有条件者可购买新型营养制剂配合科学饮食改善营养不良。

6. 肾病综合征病人应如何选择主食

肾病综合征病人主食摄入可以选用：馒头、米饭，正常人的饮食量。因为米、面中含有糖分，胃肠道将米、面消化吸收入血后，转变为葡萄糖，葡萄糖有利尿消肿的作用。

7. 肾病综合征病人能吃肉类食品吗

有的肾脏病人认为鱼虾类食物对肾不好，其实，此类食物为优质蛋白，有过敏性疾病如过敏性紫癜，紫癜性肾炎时因怀疑异性蛋白过敏或有鱼虾过敏史者须慎用，一般是不需禁忌的。鱼、虾、蛋、肉类食物含丰富的动物蛋白，是人体细胞、组织主要的构造材料，对人体十分重要，进食含蛋白食物后肝脏分解，肾脏排泄，所以当肾脏功能下降时，要适当减少蛋白摄入量，以既满足人体代谢营养需要，又不增加肾脏负担为原则。有的因为肾脏病并不严重而不敢吃蛋白，或病情需限制蛋白摄入时却不在乎而乱吃都不正确的。

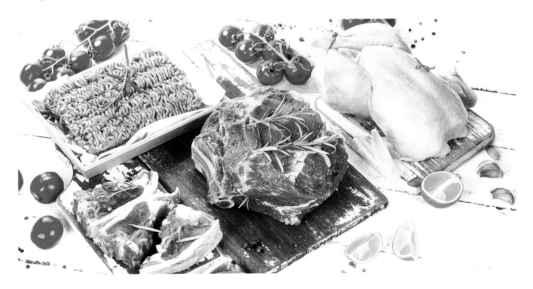

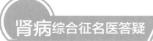
8. 肾病综合征未透析病人和维持透析病人的营养指标有哪些？检测的频度为多少

分类	营养指标	最小检测频度（透析病人）	最小检测频度（未透析病人）
常规检测的营养指标	透前或稳定的血白蛋白	每月	每 1 ~ 3 个月
	透后体重（血透）	每月	每 1 ~ 3 个月
	排液后体重（腹透）	每 4 个月	每 1 ~ 3 个月
	标准体重	每 6 个月	每 3 ~ 4 个月
	SGA	每 6 个月	每 3 ~ 4 个月
	饮食记录	血透每月	
	nPNA	腹透每 3 ~ 4 个月	
进一步参照的营养指标	透前或稳定的血白蛋白	需要时	需要时
	三头肌皮褶厚度	需要时	需要时
	臂中肌直径、周径和面积	需要时	需要时
	双能 X 线吸光测定法	需要时	需要时
临床有用的营养指标（若低则需更详尽的蛋白质能量营养状态的评估）	透前或稳定的		
	肌酐	需要时	需要时
	尿素氮	需要时	需要时
	胆固醇	需要时	需要时
	肌酐指数	需要时	需要时

9. 不同分期的肾病综合征病人钠摄入量分别是多少

　　病人明显水肿时应严格禁盐，含钠食物（碱发馒头、咸糕点）、酱油、小苏打都在禁忌之列。若病人水肿治疗后症状不明显或已消失，24 小时尿量 >1000ml，可改为低盐饮食（每日钠盐摄入量 <3g），病人病情稳定时则不必严格限盐，但食盐量也不宜过多（<6g）。

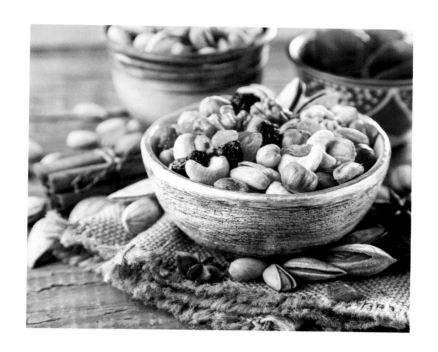

10. 肾病综合征病人需要补钙吗？何为高钙低磷饮食

（1）肾病综合征病人需要补钙的原因：①由于多种原因引起肾小球通透性的增加，导致大量蛋白由尿丢失。丢失大量蛋白的同时，血液中容易与白蛋白相结合的钙也随蛋白尿一并排出体外。蛋白尿过多使钙的丢失也较多，易致病人体内缺钙。②肾病综合征的普通治疗需要长期使用大剂量肾上腺皮质激素。激素有对抗人体肠壁吸收维生素 D 和钙的作用，从而易导致病人骨质疏松。③随着肾功能的恶化，机体的酸碱开始失衡，肾脏参与合成维生素 D_3 的能力明显下降，而维生素 D_3 能促进小肠对钙的吸收，促进肾小管对钙的吸收。维生素 D_3 合成减少，钙吸收随之减少，血钙下降。

（2）高钙低磷饮食即食用钙含量高而磷含量低的食物。钙不足时，应选钙含量高又易被机体吸收是食物，首选牛奶，其次是鱼、虾，绿叶蔬菜等含钙也较丰富。血钙过低可服用碳酸钙、葡萄糖酸钙等钙剂及维生素 D_3。吸烟、酗酒、食用高蛋白炸鸡、汉堡可导致钙流失，汽水、可乐可妨碍钙吸收，应避免。常见的高磷食物有：

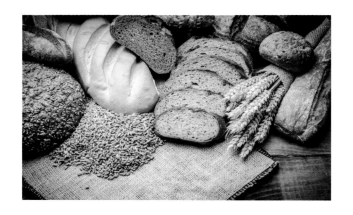

全麦谷类及制品（如糙米、胚芽米、全麦面包）、内脏类（肝、肾、脑）、核果类（花生、腰果、核桃）及酱制品（花生酱）等，应尽量避免，鱼和瘦肉含磷较高，烹调时最好先用水煮一下再捞出，进行热炒。

11. 肾病综合征病人应如何限制钾的摄入却又不会导致低钾血症

限制钾的摄入主要通过控制钾含量高的食物的摄入来实现。含钾高的蔬菜有绿叶蔬菜（如菠菜、空心菜、苋菜）、菇类、紫菜、海带、胡萝卜、马铃薯等。含钾高的水果有香蕉、番茄、枣子、橘子、芒果、柿子、香瓜、葡萄柚、杨桃等，以上不宜大量食用。蔬菜浸泡30min以上或水煮后在烹煮，根茎类去皮后浸泡1日，水果加糖水煮后食果肉都可使含钾量降低1/3～1/2；超低温冷藏食品较新鲜食品含钾量减少1/3。需定期监测血钾，防止低钾血症。

12. 糖尿病引起肾病综合征病人营养治疗要注意什么

糖尿病引起肾病综合征病人应注意以下几点：①若有间歇性或持续性蛋白尿产生低蛋白血症，而无明显氮质血症：其蛋白质供给量0.6～0.8g/kg·d，可采取"少而精"即限量保质的原则选择高生物价值的动物蛋白为主，必要时可适量给予氨基酸。②兼有水肿或高血压。应采用少盐、无盐或少钠饮食，以防水肿的发展和血压的增高。但无盐的饮食十分难吃，临床上常难做到。③肾病病人多数伴有高血压及高脂血症：应适当减少脂肪摄入，胆固醇应限制在 300mg 以下，并多采用不饱和脂肪酸，主要存在于植物油中。④根据空腹血糖情况参考食量大小：可适当增加碳水化物，但来自碳水化物的热量不应大于 60%。

13. 肾病综合征病人能吃刺激性食品吗

肾病综合征病人由于血液微循环障碍及激素长期的应用原因，导致胃肠黏膜经常处于充血、甚至糜烂的状态。如果喜好进食辛辣刺激性食物如辣椒、白酒等，过硬的食物、油炸食品如芝麻糖糕等，会导致食物停留在胃内，划破黏膜血管而造成出血。故饮食宜清淡、忌辛辣刺激性食物。

14. 肾病综合征病人应如何补充微量元素

肾病综合征病人为限制钾的摄入，用大量水分将青菜、肉类煮过后再食用，会造成维生素的大量损失。由于肾病综合征病人肾小球基底膜的通透性增加，尿中除丢失大量蛋白质外，还同时丢失与蛋白结合的某些微量元素及激素，致使人体钙、镁、锌、铁、维生素 B_6、维生素 C 及叶酸等元素缺乏，应给予适当补充。一般可进食含维生素及微量元素丰富的蔬菜、水果、杂粮等予以补充。瘦羊羔肉、瘦牛肉含铁、锌丰富，藕粉含铁较丰富。

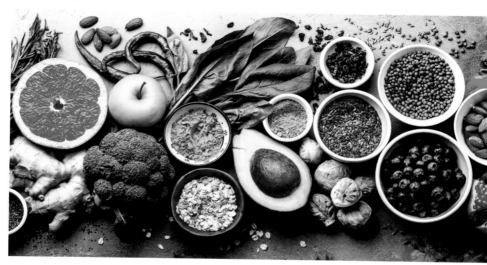

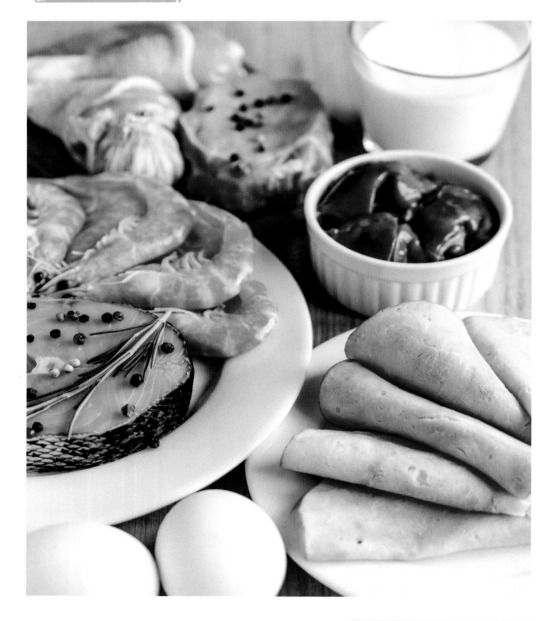

建议肾病综合征病人可以从食物中补充优质蛋白，如：蛋类、瘦肉、鱼、虾、鸡、豆制品等食物都对人体有益。

15. 肾病综合征病人出现贫血应该怎么办

对于肾病综合征并发肾性贫血的病人,主要采取三种治疗措施:①药物治疗。缺铁性贫血则补充铁剂,如果巨幼红细胞性贫血则予以缺乏叶酸或微生素 B_{12},对中重度肾性贫血的肾病病人,采用皮下或静脉大剂量注射促红红细胞生成素,这一治疗需要长期维持进行。②输血治疗。可较快的纠正肾性贫血症状,尤其适合严重贫血(血红蛋白<70g/L)病人,但输血会增加病人的感染机会,并可能出现一些输血反应。③饮食。轻中度贫血病人适用,应在饮食调配中多供给富含铁质及维生素 C 的食物。

16. 肾病综合征病人能适量喝点小酒吗

饮酒本身对肾病就有害处,对于肾病综合征病人都是不建议饮酒的。

17. 肾病综合征病人能否吃保健品? 能吃安利的蛋白粉吗

不建议私自补充保健品,最好的营养是从食物中摄取的。不是特别缺少,不要补充,应遵医嘱。最安全的还是食补,最好选用优质蛋白质如:蛋类、瘦肉、鱼、虾、鸡、豆制品等食物。蛋白粉不建议多喝,因蛋白质过量会增加尿钙的排出量,还会产生脱氨基作用,把蛋白质转换成糖分或者脂肪储存,产生含氮物质,尿素量增多,增加肾脏的负担,还容易堵塞肾小球。蛋白量以 1.0～1.3g/kg·d 左右,以动物性蛋白质食物为主,如鲜奶、蛋类和精瘦肉类。蛋白粉主要是大豆提取物,对于肾病综合征,大豆及其制品因含低胆固醇、低饱和脂肪酸、丰富的优质蛋白质和膳食纤维及其他生物活性物质而在降低血脂及减少心血管并发症等方面已经得到国内外专家的一致认同,其主要机制则是大豆生物活性物质大豆异黄酮对血脂的调控起到至关重要的作用,因为其具有下调 HMG-COA 还原酶的活性、减少蛋白尿的排出及延缓肾小球的硬化等效果。故在限制蛋白摄入量的情况下可少量食用。

18. 肾病综合征病人能吃奶粉吗? 应以哪种奶粉较合适

肾病综合征的病人可以适当的吃奶粉。适合喝低脂奶、脱脂奶,因为饱和脂肪酸含量低,不会增加心血管负担,但口感没有全脂奶好喝。

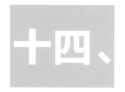

肾病综合征与透析治疗

1. 肾病综合征并发急性肾损伤时需要血液透析治疗吗

不一定。急性肾损伤为肾病综合征常见的严重并发症，一般情况下，尽早识别病因纠正可逆因素，及时采取干预措施避免肾脏受到进一步损伤，维持水、电解质、酸碱平衡，急性肾损伤可以得到改善。但当并发急性肾损伤，出现威胁生命的并发症时，应进行紧急透析。

2. 肾病综合征病人什么时候需要急诊血液透析治疗

肾病综合征在以下情况下需要行急诊血液透析：①尿量＜ 0.3ml/kg·h，持续 24 小时或无尿 12 小时以上。②高钾血症，血清钾大于等于 6.5mmol/L。③血 $HCO_3^- \leqslant 15mmol/L$。④体液过多，出现如球结膜水肿、胸腔积液、心包积液，心音呈奔马律或中心静脉压升高；或出现持续呕吐；烦躁或嗜睡。⑤败血症休克、多器官功能衰竭病人。肾病综合征病人一旦出现尿量少、眼睑或双下肢浮肿、气喘、烦躁、呕吐、嗜睡、乏力、呼吸深快、发热、畏冷、寒战等症状，应及时告知医生，复查相关生化、电解质、动脉血气分析、彩超等指标，如果达到上述 1、2 条指征，应及时行血液透析治疗。

（余毅）

3. 肾病综合征重度水肿时可以行血液透析治疗吗

水肿是肾病综合征病人常见的临床表现，对于水肿的病人，应用利尿剂或激素治疗起作用后，一般可以使症状缓解。但是临床上一部分病人在治疗过程中出现利尿剂抵抗，发展成重度水肿。重度水肿可能合并心力衰竭、肺水肿、急性肾损伤等危及生命的并发症。对于这类病人，适时应用血液透析单纯超滤水分或连续性血液净化可以达到不错的效果。通过超滤作用，水分直接从循环中滤出，不会对病人的电解质及酸碱平衡产生明显的影响，避免血浆白蛋白通过尿液丢失，从而相对增加了血浆白蛋白浓度，如果超滤中配合输注人血白蛋白，可较迅速地消除外周、浆膜腔积液和组织脏器的水肿，有利于改善肾脏组织的血供，促进肾脏病变的恢复。

特别提醒：肾病综合征往往呈高凝状态，此时行血液透析是有风险的，要注意充分抗凝，如抗凝不足，有可能加重高凝、血栓风险。所以，肾病综合征呈高凝状态者，也可以考虑选择腹膜透析治疗。

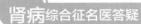

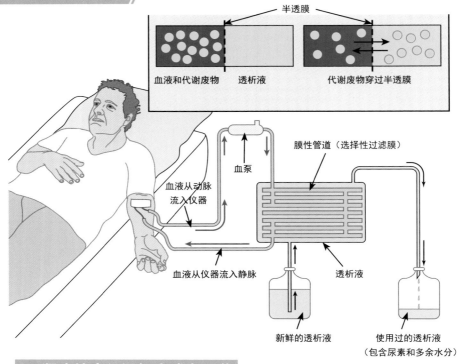

半透膜

血液和代谢废物　透析液　　代谢废物穿过半透膜

膜性管道（选择性过滤膜）

血泵

血液从动脉流入仪器

血液从仪器流入静脉

透析液

新鲜的透析液

使用过的透析液（包含尿素和多余水分）

4. 肾病综合征透析方式有哪些

　　透析方式主要可分为两大类，血液透析及腹膜透析。除此之外，还有一些特殊的血液净化技术，如血液滤过、血液透析滤过、连续性肾脏替代治疗、血脂分离（针对高脂血症的特别病人）等。肾病综合征由于水钠潴留，通常较多采用单纯超滤方式以去除过多水分。

5. 肾病综合征透析前需要做哪些必要的检查

　　透析前为明确是否有透析指征，需要做的检查有血常规、尿常规、肝肾功能、电解质、脑利钠肽、动脉血气分析、泌尿系统彩超、心脏彩超、心电图、胸部正侧位片等。为防止传染病通过血液传播，需常规做术前传染病4项检查。肾病综合征常呈高凝状态，血液透析过程中需要使用抗凝剂，特别强调反复查凝血功能（凝血四项+D-二聚体）和血栓检查。建议先检查待穿刺的股静脉、颈静脉或深部血管彩超，以排除相关静脉、动脉异常，并及时排除血栓性疾病。

6. 肾病综合征透析后需要注意什么

对于第一次行血液透析的病人，需注意有无表现为头痛、恶心、呕吐、血压升高、肌肉痉挛、嗜睡、行为异常等透析首次失衡综合征的表现，或者关注有无呼吸困难、灼热、血管神经性水肿、荨麻疹、瘙痒、腹肌痉挛等类似过敏的透析器反应。

往往第一次行血液透析的病人需要颈内静脉或者股静脉置管，应注意中心静脉导管的护理，观察病人有无出血、血栓等情况，不要弄湿、弄脏，不要牵拉、扯坏导管等，并定期换药。

肾病综合征透析治疗时最关键的是准确评估血液有效容量、液体潴留情况，确定合适的超滤量，以免使过度超滤导致急性肾损伤不能恢复。

透析后注意随访，行急诊透析的病人，肾功能恢复，可终止透析治疗；若病人转为慢性，确诊进入尿毒症期，需终身透析。

7. 肾病综合征病人一旦透析，是否需要终身透析

不一定。是否需要终身透析取决于病人是否为慢性肾衰竭病人，如果肾病综合征因为并发了急性肾损伤，或者重度水肿、高钾血症、严重代谢性酸中毒等而进行透析时，一般只要病人相关临床表现及有关指标改善，病人肾功能得以恢复，就可以停止透析。但是如果病人已经是或转为慢性肾衰竭，除非病人进行了肾脏移植，否则终身透析是必须的。

8. 肾病综合征病人行血液透析治疗会加重或诱发感染吗

肾病综合征病人行血液透析治疗，在一定程度上有加重感染的风险，相关研究表明，对于长期行血液透析的病人，呼吸道感染及尿路感染的发生率会增多。对于中心静脉置管行血液透析的病人，鉴于肾病综合征上述易感因素，导管相关性感染的风险增加。但是，只要在医生及护士指导下进行规范的预防及保护措施，一般都能避免感染的发生。

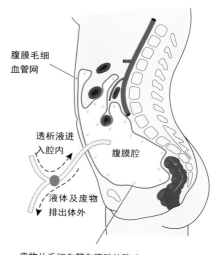

腹膜毛细血管网

透析液进入腔内

腹膜腔

液体及废物排出体外

废物从毛细血管向腹腔的移动

9. 肾病综合征病人易并发感染，深静脉置管是否更容易感染

肾病综合征病人行深静脉置管术后，深静脉置管更容易发生感染。因此，医护人员要严格执行无菌操作，并尽可能缩短导管留置时间；留置导管超过时间，医生应该尽早予以拔除或更换。病人应严格遵从医嘱，保护好导管，在一定程度上避免导管感染的发生。要注意以下几点：①养成良好的卫生习惯，保持置管部位的清洁。②洗澡时注意保持置管处敷料干燥，建议避免淋浴，改为擦浴，一旦敷料潮湿应当及时到医院进行重新消毒，更换敷料。③尽量穿着宽松的衣物，穿脱衣裤时注意保护置管部位。④平时应留意置管处有无红肿、疼痛、渗液等，注意自己体温的变化，一旦出现问题应及时与医护人员联系。⑤留置导管部位要避免过度活动，防止导管脱出血管，导管不慎脱出时，切勿自行将导管重新插回，应立即到医院进行处理。

10. 什么样的肾病综合征病人不适合血液透析治疗

肾病综合征病人出现以下情况不适合行血液透析治疗：①颅内出血活动期或急性颅内压增高。②药物难以纠正的严重休克，或严重心肌病变并发难治性心力衰竭，血流动力学不稳定者。③活动性出血。④合并精神疾患而无法配合血液透析治疗者。

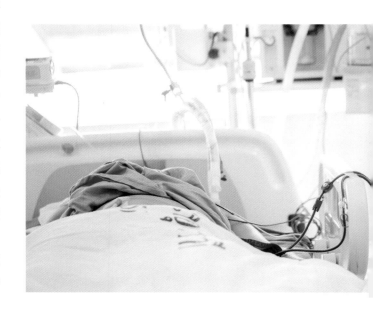

11. 肾病综合征出现心衰时，应用连续性血液净化的原理？透析过程中应该注意什么

肾病综合征可因大量蛋白尿丢失、低蛋白血症形成等原因一方面引起水肿，另一方面引起有效循环血容量减少，激活肾素－血管紧张素－醛固酮系统，促进水钠潴留。容量负荷过重、心肌缺血、缺氧及心肌收缩力下降等因素共同作用，可导致心衰的发生。连续性血液净化是对肾病综合征合并心衰的一种有效治疗措施。连续性血液净化是通过对流与弥散相结合的方式持续、缓慢、稳定地等渗性清除水分与溶质，降低心脏过重的容量负荷；清除体内代谢产物及纠正酸中毒，使其对心肌的损伤和抑制减轻；维持内环境的稳定，恢复机体对药物的正常反应性；清除炎症介质和血管活性物质，稳定血流动力学，改善心功能。对于合并严重低钠血症的病人，连续性血液净化治疗可通过调整置换血液中钠的浓度纠正低钠血症，精确控制容量平衡。

连续性血液净化治疗过程中应该注意病人是否出现神志淡漠、面色苍白、皮肤湿冷、低血压、脉搏细速、呼吸急促等低血容量状态的表现。同时还要注意肾病综合征病人体内为高凝状态，血液净化治疗的抗凝处方要注意个体化，根据实际情况酌情调整抗凝剂的使用。

12. 肾病综合征终末期病人需要长期血液透析治疗吗？血液透析一周需要几次？每次透析时间需要多久

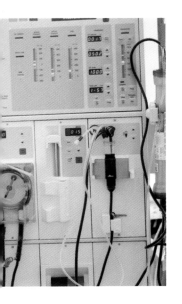

肾病综合征终末期的病人，其肾脏的慢性损伤是不可逆的，应进行长期血液透析治疗。血液透析能维持终末期肾脏病病人内环境的稳定，改善病人的症状，延长病人的生命。长期坚持规律的透析，不少尿毒症病人能存活 10 ～ 20 年以上。国内大多数透析病人接受的是每周 3 次，每次 4h 的透析方案。常规血液透析为一周 3 ～ 4 次，每次 3 ～ 5 h；高频透析为一周 5 ～ 7 次，分别为短时（<3 h，白天）、标准（3 ～ 5 h，白天）和长时（>5 h，夜间）；长时透析持续时间 >5 h，分为一周 3 次、长时隔晚（夜间，一周 3.5 次）及长时高频（夜间，一周 5 ～ 7 次）。

13. 血液透析治疗如何达到充分性透析

关于血液透析充分性尚无统一的定义。通常是指通过血液透析能有效地清除尿毒症病人体内潴留的水分和尿毒症毒素，使各种并发症得以有效控制，病人身心达到最理想状态，具有较好的生存质量和一定的社会活动能力。

欲达到透析充分性的，首先需要病人到透析中心进行规律的血液透析（通常是每周3次，每次4h），以清除体内多余的水分及毒素。透析医师会根据病人的干体重、相关检验指标（如血常规、生化）以及透析间期的血压、体重变化、饮食情况及活动能力，透析病人的自我感觉来调整透析处方，以达到透析充分。

目前临床上用来评价透析充分性的指标主要有尿素清除指数（Kt／V）尿素下降率（URR）等。2015年血液透析充分性临床实践指南更新版指出，每周接受3次透析的病人单次Kt／V目标值为1.4，最低不应低于1.2分。非每周3次透析的病人每周标准Kt／V的目标值为2.3，最低为2.1。对于长期透析的病人，以上指标通常3个月监测一次，血透医生会综合评估病人情况结合上述指标，进行个体化透析治疗，以达到透析充分性。

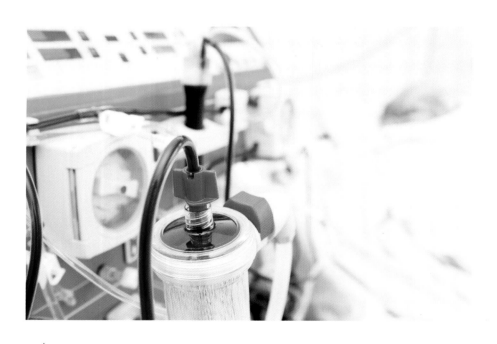

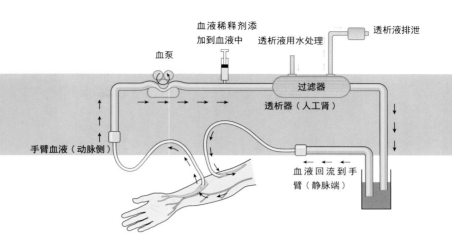

血泵　血液稀释剂添加到血液中　透析液用水处理　透析液排泄　过滤器　透析器（人工肾）　手臂血液（动脉侧）　血液回流到手臂（静脉端）

14. 腹膜透析与血液透析的区别

　　血液透析，是通过体外循环将血液引入一个由无数根空心纤维组成的透析器中，血液与机体浓度相似的电解质溶液（透析液）在空心纤维内外，通过弥散／对流进行物质交换，清除体内的代谢废物、维持电解质和酸碱平衡；同时清除体内过多的水分，并将经过净化的血液回输体内。病人需到透析中心进行透析（每周3次，每次4小时），比较费时、费力，但有专门的医护人员进行管理，对病人自我管理要求较低，对血流动力学影响较大。

　　腹膜透析，则是利用腹膜作为半透膜，通过腹透管向腹腔注入腹膜透析液，血液中的毒素通过腹膜上丰富的毛细血管壁，弥散进入腹膜透析液得以清除，同时向腹膜透析液内加葡萄糖或其他成分以提高腹膜透析液的渗透压，血液中过多的水分可渗透进入腹膜透析液中，达到超滤脱水的目的。通常每日更换4次腹膜透析液，晚上腹膜透析液留腹过夜，病人经过医护训练，可在家庭中自己进行透析。腹膜透析对水分和毒素的清除比较平稳，无需依赖机器，操作简便，相对价格低廉。

　　虽然腹膜透析和血液透析的适应证相似，但各有利弊，应根据病人的原发病因、病情及医疗、经济条件作适当选择。下述情况可优先考虑腹膜透析：①高龄、心血管系统功能差者。②建立血液透析血管通路困难者。③出血倾向严重，不能行血液透析全身肝素化者。④尿量较多者，腹膜透析有利于维持残余尿量，保护残余肾功能。⑤大量腹水者。

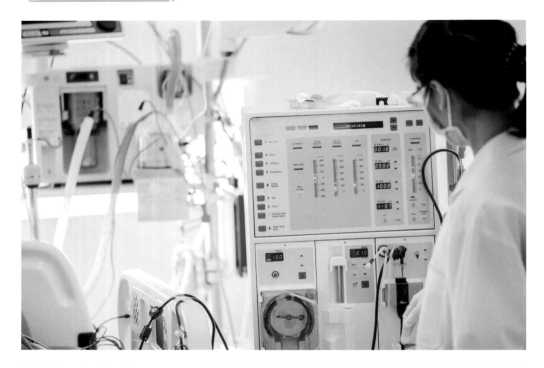

血液透析有专门的医护人员进行管理，对患者自我管理要求较低。

15. 针对肾病综合征的高凝状态，透析时如何选用抗凝剂？血液透析常用哪些抗凝剂

肾病综合征病人往往存在血液高凝状态，这对于血液透析中的抗凝是个挑战。病人需将目前使用的抗凝或抗血小板药物（如低分子肝素、达比加群酯、替罗非班、阿司匹林、替格瑞洛等），告知血液透析医师，医师会根据病人的凝血指标等，个体化选用或调整抗凝剂种类和用量，如病人凝血指标提示处于血液高凝状态，需增加透析中抗凝剂的用量，避免每次透析中超滤水分过多，减轻机体高凝状态，从而避免出现血栓、栓塞并发症。目前透析中常用的抗凝剂有普通肝素、低分子肝素、阿加曲班、枸橼酸盐等，可以根据病人凝血状态，合理选择。

16. 肾病综合征透析病人透析过程中出现低血压应如何处理

病人透析过程中如果出现便意、打哈欠、头晕、眼花，四肢无力等症状，有可能是发生了透析过程中低血压，应及时呼叫护士测量血压。透析过程中护士也会常规定时监测血压。透析过程中低血压是指透析中收缩压下降＞20mmHg或平均动脉压降低10mmHg以上，并伴有上述低血压症状。其处理程序如下：①采取头低位。②停止超滤。③补充生理盐水100ml，或高渗葡萄糖，或白蛋白溶液等。④上述处理后，如血压好转，则逐步恢

复超滤，期间仍应密切监测血压变化；如血压无好转，应再次予以上述扩容治疗，减慢血流速度，并立即寻找原因，对可纠正诱因进行干预。如上述处理后血压仍快速降低，则需应用升压药物治疗，并停止血液透析。

透析中出现低血压事件后，病人应与血透医生一起积极寻找透析中低血压原因，为预防提供依据。常见原因有：①容量相关性因素：包括超滤速度过快（0.35ml／kg·min），设定的干体重过低，透析机超滤故障或透析液钠浓度偏低等。②血管收缩功能障碍。包括透析液温度较高、透前应用降压药物、透析中进食、中重度贫血、糖尿病自主神经功能障碍及采用醋酸盐透析者都会导致血管收缩功能障碍。③心脏因素。如心脏舒张功能障碍、心律失常（如房颤）、心脏缺血、心包压塞、心肌梗死等。④其他少见原因：如出血、溶血、空气栓塞、透析器反应、脓毒血症等。

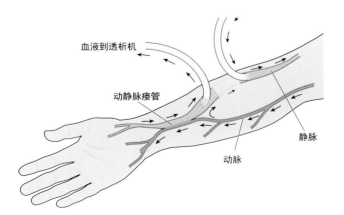

血液到透析机

动静脉瘘管

静脉

动脉

17. 肾病综合征透析病人透析过程中的高血压应如何处理

目前认为在血液透析中收缩压＞160mmHg，可认为出现透析过程中高血压，处理上主要予以短效的降压药物（如尼群地平、卡托普利等），若血压仍较高，可考虑予以静脉泵入药物降压（如硝普钠、乌拉地尔等）。

病人透析过程中，如果出现头痛、头晕、胸闷、心慌等症状，应及时呼叫护士测量血压，透析过程中护士也会定时监测血压。如透析过程中总是出现高血压，或透析间期仍有高血压，应与透析医生一起寻找导致高血压的原因，最常见的原因就是透析间期容量控制不佳，导致水钠潴留。通过低盐饮食，严格控制水分，超滤脱水，调整透析方式和降压药物等，可以使血压得以控制。

18. 肾病综合征病人的透析通路建立困难的原因是什么

肾病综合征若并发急性肾损伤，有急诊血液透析指征时，往往因为病人水肿严重，难以触及血管，导致透析通路难以建立；加之肾病综合征病人血液多呈高凝状态，容易形成深静脉血栓，此时亦增加了临时血管通路置入的风险；另外，肾病综合征病人易并发感染，而透析导管的置入增加了感染的机会。肾病综合征终末期肾病病人，长期透析通路建立困难，其原因也大致与上述相同。

19. 肾病综合征急性肾损伤少尿期电解质紊乱应如何处理

肾病综合征急性肾损伤少尿期容易引起高钾血症、稀释性低钠血症、稀释性低钙血症等。

高钾血症：应每天监测病人心率、尿量，还有血电解质、肌酐等生化指标，一旦出现尿少，心率变慢等，应复查电解质、肌酐等指标。出现高钾血症时，应当遵医嘱服用降钾药物，予胰岛素糖盐水静滴，葡萄糖酸钙稀释后缓慢静脉推注，碳酸氢钠液缓慢静脉滴注等方法，并配合低钾饮食；若钾离子大于6.5mmol/L，应急诊行血液透析治疗。

低钠血症：病人可出现神智淡漠、乏力等不典型表现，可予以适当补充钠盐等对症处理。

低钙血症：病人可出现四肢抽搐、肌肉痛等，可予以补钙等对症处理。

20. 肿瘤继发的肾病综合征能行血液透析治疗么

　　骨髓瘤、淋巴瘤、实体肿瘤常可并发肾病综合征，若此时出现急性肾损伤，有行血液透析的指征，可按常规予以血液透析。血液透析为血液体外循环，一般不会造成肿瘤的血行转移。此外，血液吸附、高截留量滤器行血液透析，还可清除骨髓瘤等血液系统肿瘤产生的 M 蛋白和轻链等致病物质。

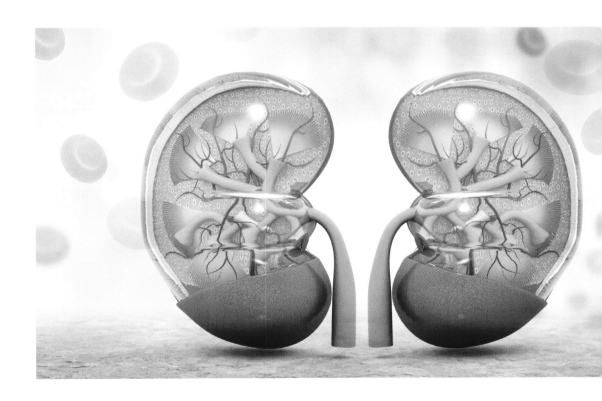

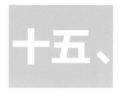

十五、肾病综合征 与肾移植

1. 什么是肾移植？肾病综合征什么时候做肾移植

肾移植通俗的说法又叫换肾，就是将健康者的肾脏移植给有肾脏病变并丧失肾脏功能的病人。正常人体有两个肾脏，通常一个肾脏就可以支持正常的代谢需求，当双侧肾脏功能均丧失时，肾移植是最理想的治疗方法。肾移植因其供肾来源不同分为自体肾移植、同种异体肾移植和异种肾移植，习惯把同种异体肾移植简称为肾移植。其他两种肾移植则冠以"自体"或"异种"肾移植以资区别。

肾病综合征病人发展至尿毒症期，可用肾移植方法治疗。

2. 肾移植前要做什么准备

（1）肾移植前手术：①病肾切除。一般不主张切除病肾，除非很有必要，如肾肿瘤、巨大多囊肾、大量血尿、多发性或铸型结石并发顽固性感染、严重肾结核等，则需在肾移植手术前切除病肾。②胃肠手术。如反复消化道溃疡或严重出血及反复感染的肠憩室等，移植前宜做手术切除。③下尿路手术。如后尿道瓣膜、前列腺增生等致尿路梗阻时，为解除下尿路梗阻，移植前需行手术处理。

（2）透析治疗肾移植前是否需要透析，要看病人情况。如果有严重并发症如心包积液、全身水潴留、水电解质平衡紊乱则必须透析。它可清除病人体内毒素、降低免疫抗体水平和减少毒素对机体各器官的损伤作用，保持机体内环境稳定，从而使病人能耐受手术。常规血透病人，在移植前24小时内必须增加透析1次。腹透病人，一般持续腹透至术前。接受血透和腹透两种不同方式的病人其移植效果完全相同。

（3）纠正贫血：可应用促红细胞生成素纠正贫血。

（4）抗病毒治疗：术前存在病毒性肝炎（包括乙肝、丙肝病毒携带者）的病人在术后存在出现暴发性肝炎的风

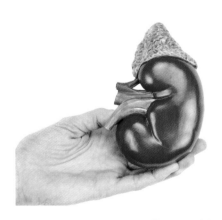

险，因此对于肝炎活动期、肝功能异常者近期应禁忌肾移植。术前应采用抗病毒药物、提高机体免疫力及改善肝功能的药物治疗，等待抗病毒治疗使肝功能恢复正常后再考虑移植。

（5）组织配型：移植肾脏能否被接纳存活，须看供肾者与受肾者之间的组织相容性抗原是否一致。因此，做肾脏

移植前，必须进行严格的组织配型，才允许做肾移植手术。常用的组织配型有4项。包括 ABO 血型配型（使供肾与受肾者血型相符）、补体依赖性淋巴细胞毒交叉配合试验（一般条件下，尽量选择数值最低的受肾者接受移植）、人类白细胞抗原系统配型（包括 HLAI 类中 HLA-A、B 及 C 位点与 II 类中的 HLA-DR 位点，尽量匹配）及群体反应性抗体配型（PRA、器官移植术前筛选致敏受者的重要指标，PRA ≥ 50% 为高致敏）。

3. 肾移植术后肾病综合征会不会复发

肾移植术后病人原有的肾病综合征一般不会复发。个别病人肾病综合征会复发，表现为尿中泡沫增多，化验提示

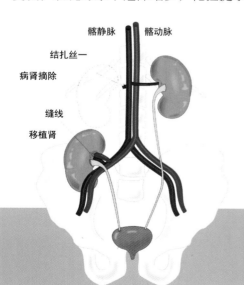

大量蛋白尿、低白蛋白血症、高脂血症。尤其病理为膜性肾病、局灶节段肾小球硬化及 IgA 肾病者。

4. 肾病综合征病人肾移植是后为什么要用药

原发病为肾病综合征的病人，当肾功能发展至尿毒症期，行肾移植术后，一定要继续用药，主要是免疫抑制剂，也称为抗排斥药，一般需要终身服用免疫抑制剂（除同卵双生子之间的移植外）。用药的剂型、剂量要遵守医嘱，在医生的指导下调整药量，千万不要自己随便增减。有问题及时就诊，如果处理不及时，很可能招致急慢性排异而使移植肾功能逐渐丧失。

5. 肾病综合征病人肾移植术后要用哪些药

肾移植术后病人要常规使用抗排斥药物，如激素、吗替麦考酚酯、他克莫司、环孢素、咪唑立宾、硫唑嘌呤等，具体由医生指导使用。

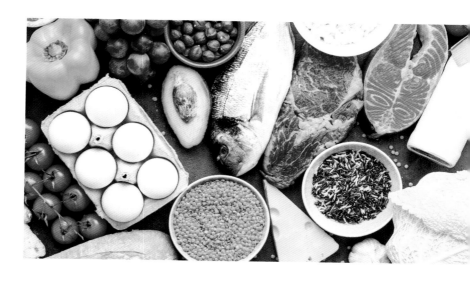

6 肾病综合征肾移植病人如何科学饮食

饮食原则：饮食要适量、均衡。不需大补，而应以"低糖、低脂肪、高维生素和适量的优质蛋白质（动物蛋白）"为原则。忌用提高免疫功能的食物及保健品，如白木耳、黑木耳、红枣、蜂王浆及人参等。注意食物洁净，避免吃变质过期的食物。

7. 如何观察肾移植排异现象

出现下列情况时，应及时就医，这些可能是移植肾排异的信号：①移植肾区疼痛、刺痛、伸直下肢牵引痛、肿胀。②尿量减少，体重增加。③体温升高。④血压升高。⑤血肌酐、尿素氮升高。⑥不明原因乏力、腹胀、头痛、食欲缺乏、关节酸痛、心动过速、情绪不稳、烦躁等。

8. 肾脏病理类型对肾病综合征病人肾移植有影响吗

某些肾小球疾病在移植后可能会复发，如系膜增生性肾小球肾炎、局灶节段肾小球硬化、IgA 肾病和抗基底膜肾病等，在肾移植术后有一半的病人可能会复发。因此建议在进行肾移植手术前应当

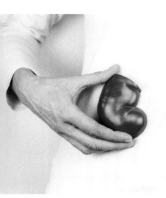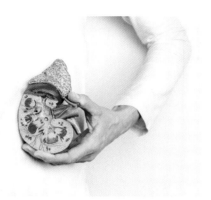

尽量明确原发病，如果是上述容易复发的疾病，则应当在病情稳定半年以上后，再进行肾脏移植。

9. 哪些措施可以减少肾病综合症肾移植后排斥反应

减少肾病综合症肾移植后排斥反应的措施如下。

（1）按时按量服用抗排斥药物：不按时按量服用抗排斥药物是产生排斥的主要原因。药物在体内必须达到一定的浓度才能起作用，既不能过大，又不能过低。药物的用量是在不同的时期按体重来计算的（术后时间长，药物用量就相应减少）。不按时按量服用抗排斥药物，随便减少药量，或体重增加而不相应增加药量，使血药浓度降低，破坏了原来已建立起来的免疫稳定关系，相对地提高了机体免疫力，就会引起排斥。因此，一定要遵医嘱，按时按量服药，检测免疫抑制药物的浓度，并经常称体重，发现体重增加要及时按比例增加药量。

（2）忌乱用补药：大补、猛补，增强机体免疫力是产生排斥的又一原因。有些药物能明显增强机体免疫力，同样破坏了机体与新肾间的稳定关系，不利于新肾的存活。如西药中的干扰素、胸腺肽等，中药中的人参、鹿茸等。此外，对一些能较显著地增强机体免疫功能的疗法，如各种活疫苗等，都应当谨慎采用。

（3）预防感染和避免感冒等：一般发热的过程是机体抗病的过程，通过发热增强了机体的抗病能力，从而战胜病魔，使疾病痊愈。但发热能增强机体免疫力的作用，对移植肾来说，往往是一种灾难，容易引起排斥。临床上有些不明原因的发热，也有可能是排斥反应中的一种表现。因此，应当重视发热，防止发热。

10. 肾移植术后发生肾病综合征的病因有哪些

肾移植后发生肾病综合征的病因有：移植肾肾病、复发或新发肾小球肾炎、慢性排斥等。各种不同原因所致的肾移植后肾病综合征的治疗和预后不同，而单凭临床表现又无法鉴别。因此，行移植肾肾活检及时获得组织学的资料，对明确诊断有重要意义。

11. 肾病综合征病人肾移植后如何调整抗排斥药

基础免疫抑制剂的转换。钙调磷酸酶抑制剂尤其是 CsA（环孢素 A）的肾毒性是慢性移植物肾病（CAN）的病因之一，故治疗 CAN 应尽可能选用肾毒性低或无肾毒性的药物。CAN 的特征病理表现为增殖性改变，而西罗莫司有抑制细胞增殖的作用，基本无肾毒性，因此可能成为治疗 CAN 较理想的基础性免疫抑制剂。鉴于 MMF（吗替麦考酚酯）对体液免疫有抑制效应，在可耐受药物不良反应的前提下，西罗莫司与 MMF 联用方案在治疗 CAN 中值得推荐。FK506 对移植肾的毒性作用较 CsA 轻，对抗体产生的抑制作用较 CsA 略强，具有转换价值，但可能仅对损害较轻者有效。转换治疗的效果最终取决于移植肾的病理损害程度。总之，撤除 CsA 应该作为针对 CAN 的基础性考虑。

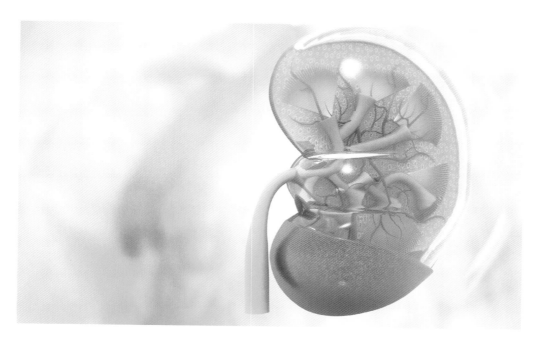

12. 移植肾是如何工作的

肾移植是将来自供者的肾（移植肾）通过手术植入尿毒症病人体内，通常是下腹部髂窝的位置，代替病变的肾发挥功能。一般情况下，每位病人只需接受一个移植肾。因此，肾移植以后，人体将会拥有三个肾。但这三个肾中，真正发挥功能的只有一个，即移植肾。无论从解剖还是功能上，移植肾与正常肾无异。有病人会担心：只有一个肾工作，够不够？其实，有极少数人先天就只有一个肾，仍能维持肾功能的稳定，原因在于肾有极为强大的储备功能，一个肾足以维持机体运转正常。

大部分接受肾移植的病人，在术后1周内其血肌酐水平就可恢复正常，因为移植肾在机体内正常发挥其功能，就可以将肌酐、尿素氮等代谢产物经尿液排出体外。这样，病人在肾移植术后就可以完全脱离血透或腹透，身

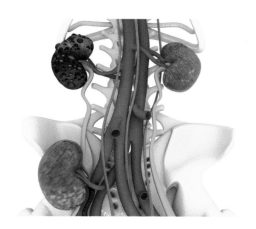

体恢复后，就可以像正常人一样回归社会。但也有部分病人存在着移植肾延迟恢复功能的情况，这部分病人往往需要继续血透或腹透，一直过渡到移植肾正常发挥功能。

13. 谁是合适的供肾者

移植肾供肾的来源主要分为活体供肾和尸体供肾两种。活体供肾优于尸体供肾，特别是亲属活体供肾，如父母、兄弟姐妹、子女供肾，他们与接受肾移植的病人在组织配型方面可能有更多的相同或者相似点，总体来说远期的存活率最佳。

原则上，亲属中年满18周岁，精神状态正常，无糖尿病、肾脏病、心血管疾病、传染病、癌症以及家族遗传疾病等病史，并且自愿捐肾者，均可作为适宜的供者。

目前认为活体供肾的禁忌证主要包括：①年龄<18岁或>65岁。②存在严重疾病史，如心肌梗死、恶性肿瘤、慢性肝炎等。③血型不同或组织配型不合。④有肾脏疾病（包括蛋白尿、病理性血尿或有遗传性肾炎或多囊肾家族史者）。⑤糖尿病。⑥血栓或其他栓塞病史。⑦肥胖（>30%标准体重）。⑧感染性疾病未被控制。

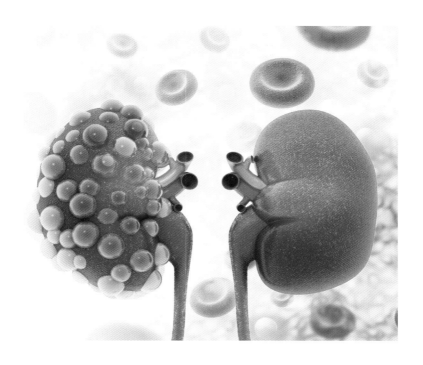

14. 肾移植禁忌证和相对禁忌证有哪些

肾移植无疑是治疗慢性肾衰竭的最好方法。但并非所有肾衰竭病人均可很好地耐受移植手术及术后的大剂量激素和免疫抑制剂治疗，有以下疾病的病人在考虑行移植时必须慎重：①活动性肝炎的病人不宜做肾移植。至于肝炎带病毒者（乙型肝炎病毒表面抗原阳性）则有争议，最好能根据肝穿刺结果来确定。已确诊的肝硬化病人不宜做肾移植。②冠心病、不稳定性心绞痛的病人一般不宜马上做肾移植，有明显症状的冠心病病人应先行冠状动脉造影评价，必要时"搭桥"手术成功后再接受肾移植。③活动性消化性溃疡病的病人不适宜马上做移植，术前必须将溃疡治愈。④体内有活动性慢性感染病灶的病人，应先系统治疗，控制稳定后再做肾移植。⑤恶性肿瘤已发生转移或发病两年以内的病人禁忌行移植，因为免疫抑制可能使肿瘤发展或复发。

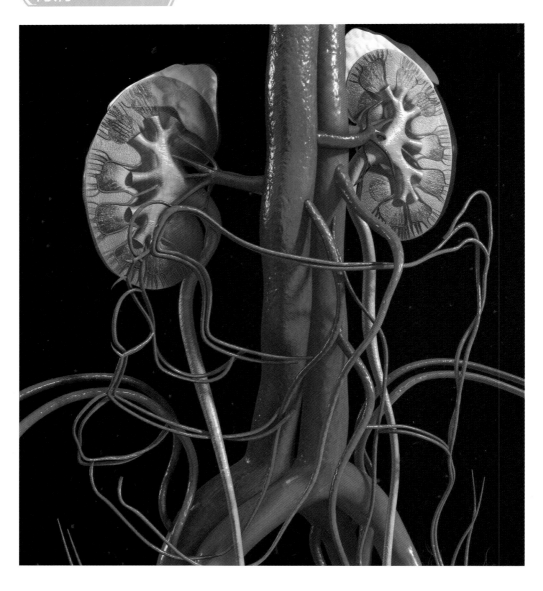

做肾脏移植前，必须进行严格的组织配型，才允许做肾移植手术。

15. 肾移植前需要做哪些配型检查

为了避免或减少肾移植后发生排斥反应的可能，取得肾移植的成功和使移植肾长期存活，肾移植前必须进行包括血型、淋巴细胞毒试验、人类白细胞抗原（HLA）系统和选择性进行群体反应性抗体（PRA）检查等多种配型。肾移植首先要求供体和受体间的血型要符合输血原则：O型接受O型、B型接受B型或O型、A型接受A型或O型、AB型可以接受AB型或A型或B型或O型。肾移植要求受者血清与供者淋巴细胞的淋巴细胞毒试验阴性。淋巴细胞毒试验的细胞杀伤率要小于10%为阴性、10%~15%为弱阳性、大于15%为阳性。肾移植如果有可能，要求有尽可能多的HLA位点相同。PRA阳性者要确定针对性的抗体，在进行HLA配型时尽量避免有抗体的位点。HLA在同种移植中起着十分重要的作用。其中供受者的HLA-DR抗原是否相合最为重要，HLA-A和HLA-B抗原次之。群体反应性抗体（PRA）：用于判断肾移植受者的免疫状态和致敏程度。致敏程度分别为：无致敏PRA＝0~10%，中度致敏PRA＝11%~50%，高致敏PRA＞50%，移植肾存活率依次下降。

16. 乙型肝炎病毒感染的肾病综合征病人是否做肾移植

尿毒症病人感染肝炎病毒的机会远高于正常人，以往对此类病人行肾移植手术一直抱谨慎态度，随着对肝炎病毒复制影响较小的新型免疫抑制剂的应用，此类病人已不是手术的绝对禁忌者。移植前对此类病人进行筛选和全面评估检查尤为重要，术前要明确病人肝功能及病毒复制情况，对HBV-DNA（＋），特别是伴有肝功能异常者，应行抗病毒及保肝治疗，对单纯性肝功能异常者应使用保肝药物，肝功能正常后可考虑行肾移植手术。肝穿刺活检是判断肝病严重程度的标准，经肝穿刺证实已存在肝硬化病变，即使无临床症状，也应作为肾移植手术的绝对禁忌证。

肝功能异常的大、小三阳病人术前都应接受正规抗病毒治疗，降低HBV-DNA载量至一定范围后方可实施手术，术后严密监测肝功能及HBV DNA载量，如有异常及时处理，这样可保证手术疗效而且术后必须遵医嘱，坚持长期规律服用抗病毒药物，并定期复查肝功能、肾功能、HBV-DNA载量、血药浓度，必要时及时调整药物方案。

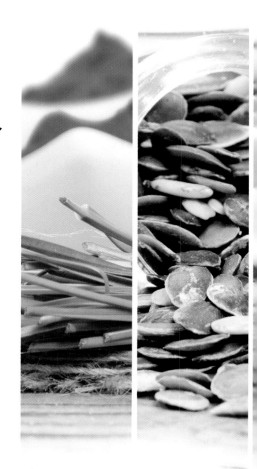

PART **4**

肾病综合征病人的营养与妊娠

肾病综合征病人通过日常饮食、保健品吸收营养要有科学的方法。

肾病综合征病人已经治愈，维持尿蛋白阴性、血压正常，肾功能正常，1年以上才能正常怀孕。

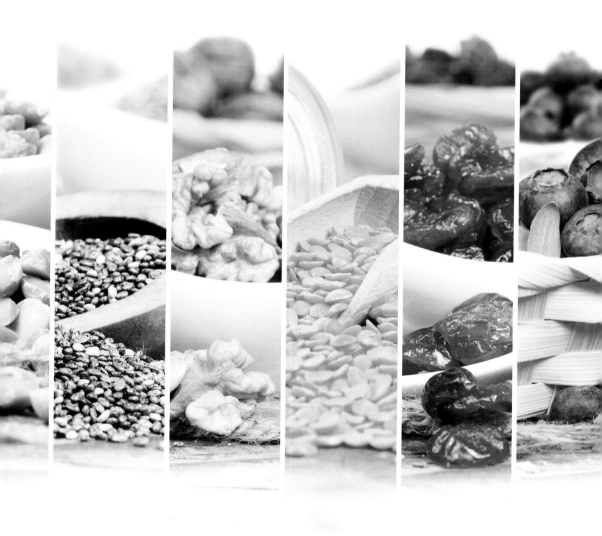

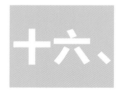

肾病综合征与日常饮食

1. 肾病综合征病人蛋白丢的多，需要补充蛋白粉吗

如果你患有慢性肾脏疾病，你的医生可能会建议你采取低蛋白餐。减少蛋白的摄入量可能有助于延长肾的工作时间，但并不是无底线的限制。有证据显示，低蛋白餐有营养不良的风险。如果你不能摄入足够量的蛋白质，你的身体会开始使用你肌肉中的蛋白质作为能量的来源，会引发严重疲劳感、感染风险升高、体重明显下降、精神迟钝。所以保持健康和均衡饮食是十分重要的。那么，肾病综合征病人能否补充蛋白粉？

蛋白粉，一般是采用提纯的大豆蛋白、酪蛋白、乳清蛋白（缺乏异亮氨酸）、豌豆蛋白等蛋白，或上述几种蛋白的复合加工制成的富含蛋白质的粉末。日常食品中，奶类、蛋类、肉类、大豆、小麦和玉米含必需氨基酸种类齐全、数量充足、比例适当。而且，食物带给人的心理享受和感官刺激，是蛋白质粉所不能替代的。然而，食欲不好或消化功能不良的人以及素食主义者本身容易出现蛋白质摄入的不足。在上述情况中，优质蛋白粉不失为一种良好的补充品。

建议肾病病人以优质蛋白粉作为总蛋白摄入量的主要来源。

（林丹华）

因此，购买蛋白粉时了解成分很重要。成分列表上会提供碳水化合物，蛋白质和脂肪，以及其他成分的详细含量。另外需要提醒一下，由于各生产厂家使用的原料、工艺不完全一样，故其标签说明上都有各自推荐的蛋白质粉食用量，服用者不要随意增量或减量。

总而言之，吃蛋白质粉以前应征求医生的意见，包括蛋白质粉的食用量及具体种类。

2. 肾病综合征病人应如何喝水

一般肾病病人正常量饮水就可以了。但是在一些情况中，我们可能会建议肾病综合征的病人少喝水或者多喝水

少喝水的情况：①水肿。比如肾病综合征水肿比较明显时，为了避免加重身体浮肿、血压升高，甚至于肺水肿，这时候需要限制水的摄入。②少尿或者无尿：肾病综合征可能合并急性肾损伤、慢性肾功能不全等情况，这时有可能导致少尿或者无尿。医生会综合考虑体重的增长、血压水平、水分排出等情况，最终确定具体摄入多少水分。

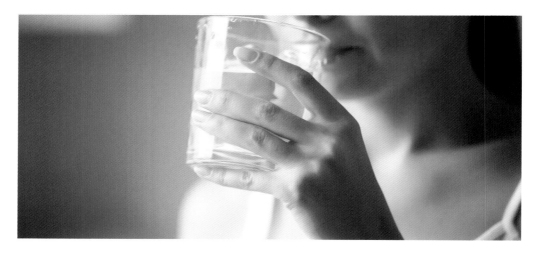

多喝水的情况：①感冒时，特别是有发热，腹泻，出汗太多脱水等情况。②尿酸高、有尿路结石。尿酸高容易形成尿路结石，有些尿路结石可以通过尿液排出，需要多喝水帮助身体排泄。③肉眼血尿发作：肉眼血尿发作时，红细胞多，为了避免红细胞堵住肾小管，要多喝水，同时碱化尿液。④做造影检查：肾病病人造影剂前后需要充分水化，不但要多喝水，有时医生还会让病人静脉补充液体。

3. 肾病综合征病人能否吃盐巴吗

少吃盐，远离肾病恶化。少吃盐对肾病综合征的益处很多，包括：降低血压、降低尿蛋白，增强部分降压药物的疗效。此外还能保护心血管、保护肾功能、减少尿毒症发生。通常一天盐摄入不超过6克。

然而，饮食中大部分的钠是以氯化钠形式存在。由于我国幅员辽阔，地理条件与饮食习惯密切相关，所以全国各地的人饮食特点差别也比较大。此外控制含钠高的食物是更容易被忽视的细节。钠含量丰富食物如用苏打、发酵粉、碱制的馒头、饼干、面包等点心（120g碱馒头含1g食盐）；肉松、咸菜、香肠、火腿、咸鱼、腐乳、雪菜等腌制品。各种含钠饮料及调味品，如番茄酱、味精、汽水、啤酒等。另外挂面、猪肾、海味、乳酪、奶油、松花蛋、香豆干、秋石等含钠丰富。糖果、葡萄干、巧克力、果仁含钠量均高。所以，日常饮食中也要控制含钠高的食物。

少吃盐不等于一点盐不吃。一般不推荐一天总的盐低于3克。近年来一项大规模研究显示，极度少盐同样可能会增加死亡率。因此，少盐有度，不要走极端。尤其在出汗较多的情况下，可以适当增加盐分摄取。

4. 肾病综合征病人应如何吃蔬菜和水果

新鲜蔬菜是营养宝库，富含各种维生素、膳食纤维、和各种矿物质，增加新鲜蔬菜的食用还可降低患心血管疾病的风险。建议肾病综合征病人每天保证300~500g 的新鲜蔬菜量，每天食用 250g 新鲜水果。

对于肾病综合征合并血钾高的肾友，需要限制钾的摄入。有的新鲜蔬菜中钾的含量高，如菠菜、藕、鲜蘑菇、山药含钾较高，通过切碎后浸泡换水，或者开水烫过后再烹饪，能去除其中大部分的钾。还应该减少香蕉、杏、橘子、柚子这几类含钾量高的水果的摄入。

对于浮肿、高血压和水钠潴留的肾病综合征病人，一般应低钠饮食，限制钠的摄入，这就需要食用低钠蔬菜水果，一般来说芹菜、茼蒿、各种萝卜、白菜、小白菜、圆白菜、油菜、香菜、菠菜、椰子、荔枝等含钠高，尽量少食用。此类慢性肾脏病病人可以食用低钠蔬菜水果如生菜、油麦菜、菜花、西兰花、苋菜、莴笋、各种豆类、各种瓜类、茄科蔬菜（番茄、青椒、茄子和土豆）、芦笋、香蕉、草莓、葡萄、西瓜、梨和苹果等。

除此以外，部分肾病综合征病人吃菠菜后，可见到尿内的管型或者盐类结晶增多，尿色变浑。而竹笋中含有较多难溶性草酸钙，对于慢性肾脏病病人不利。所以，肾脏病病人尽量少吃或不吃菠菜、竹笋。

肾病综合征若合并高尿酸血症，那么在饮食方面还需要注意少摄入含嘌呤高的蔬菜，如菠菜、干豆类（黄豆、绿豆、红豆、黑豆）及豆制品。

最后，还有一个特殊的情况需要警惕，那就是慢性肾病尤其合并肾功能不全的病人千万不要吃一种特别的水果——杨桃！包括其相关制品。目前对杨桃含有哪种神经毒性物质还在研究中，但杨桃肯定是需要敬而远之的水果。

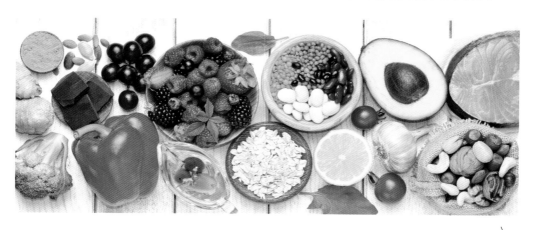

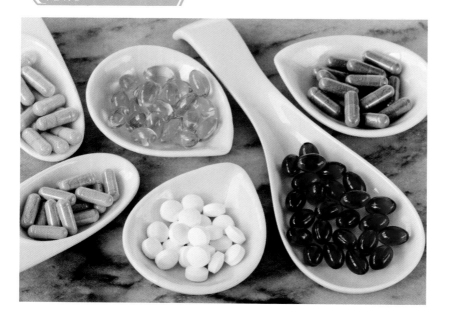

5. 肾病综合征病人要不要补充维生素矿物质

肾病综合征病人可出现膳食之不足，防止维生素缺乏也是重要的防治内容。肾脏功能不同程度受损时，一些维生素容易在体内蓄积，从而产生毒性反应，因此，维生素并不是我们大家认为的想补就可以补！人体需要至少13种维生素来维持正常运作，维生素有水溶性和脂溶性两种。脂溶性维生素（包括 维生素 A、D、E、K）容易在体内蓄积，除了维生素 D_3 以外一般要避免摄入。长期接受治疗的肾病综合征病人需适量补充天然维生素 D_3，以改善矿物质和骨代谢紊乱。对于活性维生素 D_3 的补充取决于血钙、血磷、甲状旁腺的浓度，具体补充量由医生来确定。总而言之，维生素应该被当成"处方药"来对待，超剂量维生素补充是有害的，

在矿物质摄入方面，肾病综合征病人除了应该严格限制钠的摄入量以外，磷摄入量应低于 800 mg/d，钙摄入量不应超过 2000 mg/d。当病人出现高钾血症时应限制钾的摄入。当出现贫血时，应补充含铁量高的食物。其他微量元素以维持血液中正常范围为宜。

6. 肾病综合征病人能不能吸烟、喝茶、咖啡和饮料

香烟中有超过 4000 多种化学物质可能存在肾脏毒性，攻击肾脏，造成肾血管收缩、肾脏组织损伤、死亡。而除了肾小管上皮细胞，其他肾脏细胞都不可再生，一旦出现肾小球硬化、肾小管间质纤维化，就不能再重新恢复正常，也就是说香烟引起的一些肾损伤"不可逆"。香烟能让普通人患肾病的风险增加，更可以让已有肾病的肾病综合征病人病情雪上加霜。吸烟可以显著增加慢性肾病病人心血管及非心血管事件的并发症和死亡率，但与肾脏疾病的进展无关。而戒烟可从中获益，肾病综合征病人不仅要戒烟，且远离二手烟。

适量饮酒，尤其是红葡萄酒，可降低心血管疾病的危险性，抑制某些肿瘤的生长，以及老年痴呆的危险性。但酒是一把双刃剑，喝多了又会造成肝脏损伤，痛风等毛病。2016 年中国居民膳食指南提出：以酒精量计算，一般成年男女一天，男性酒精不能超过 25g，女性酒精不超过 15g。

适量喝咖啡和茶可能对身体有好处，但喝太多又可能有坏处。咖啡和茶的活性成分除了咖啡因外，还包含如抗氧化剂：多酚类、儿茶素、类黄酮。这些成分对身体都可能产生一定的影响，有利的方面，也有弊的方面。利的方面是，咖啡和茶的适量摄入，可能降低部分人群患老年痴呆、帕金森病、酒精性肝硬化、痛风、2 型糖尿病的风险，以及延长寿命。弊的方面是，如果咖啡和茶成瘾，喝得太多，可能出现头痛、焦虑、失眠、心悸这些症状，特别是在易感人群中，可诱发心律不齐、心血管急性事件发生。另外，正在使用抗生素、碳酸氢钠（小苏打）、双嘧达莫（潘生丁）、中药的病人需要注意：茶与上述药品可能有相互作用，吃这些药时不适宜喝茶。因此，适量适时喝是可以的。

大多数饮料对肾病综合征病人是有害无益的，尤其是含糖饮料。美国是结石大国，也包括不少儿童在内。与他们国家日常可乐等甜饮料摄入量大密切相关。另外，含糖饮料和痛风、高尿酸血症密切相关。

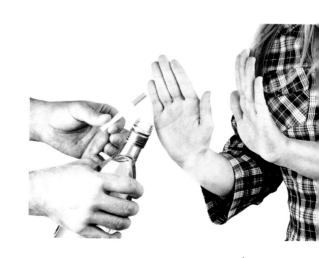

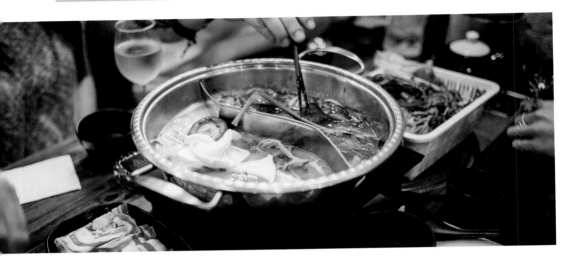

7. 肾病综合征病人可以吃火锅吗

火锅常用的食材，包括各种肉类、鱼类以及豆制品等食物，均是高蛋白和高嘌呤食物，而且经过长时间煮涮的火锅汤汁中，嘌呤含量会很高，过多摄入，可导致血中含氮物质增多，尿酸含量显著增高，从而加重肾的负担；另外，火锅常用的酱料中含有大量的盐分及味重的调味品，而麻辣火锅等常见的高油脂类汤底，过多摄入会加重高血脂、高血压，进而影响肾脏。所以，不建议肾病综合征病人吃火锅。

8. 肾病综合征病人能不能吃豆制品吗

豆制品就是主要指以大豆、黄豆、蚕豆、赤小豆、绿豆和以豆类为原料加工成的豆腐、豆腐皮、素鸡、豆腐干、面筋、烤麸等食品，而生活中，我们所说的大多数豆制品，都是大豆的豆浆凝固而成的豆腐及其再制品。豆制品的营养主要体现在其丰富蛋白质含量上。目前研究认为，大豆蛋白是最好的一种植物性优质蛋白质，不但其蛋白质中的必需氨基酸，在数量和比例上都接近于动物蛋白，而且不含有胆固醇，还含有丰富的亚油酸和磷脂、钙、磷、铁及 B 族维生素，有利于肾病病人的血脂等控制，近年还发现，大豆蛋白因含有大豆异黄酮，具有多种生物活性，能改善心血管功能、抗肿瘤、改善骨质疏松，对多种肾脏疾病如多囊肾、糖尿病肾病、肾病综合征、肾功能不全等慢性肾病转归有很大作用。所以，肾病综合征病人可以进食豆类食物。

9. 肾病综合征病人能吃哪些肉类食品

肾病综合征病人适当进食补充蛋白质，尤其是含有丰富优质蛋白的食物，如牛奶、鸡蛋、猪瘦肉、鸡、鱼等动物蛋白。目前，肉类中，以猪肉、鸡肉和部分水产品（鱼、泥鳅）等，因含有的身体必需氨基酸种类齐全，转换量大，易消化吸收，被推荐食用。食物的食用方法要让食物的价值充分体现，肉类可以是煮、炒、蒸，最好不要使用烧烤的办法，以免影响肉质，不利于消化吸收。而羊肉、牛肉及狗肉等属于"发物"，可能导致肾病复发，尽量少吃。

10. 肾病综合征病人海鲜可以吃吗

海鲜因其营养、美味，近年来成为人们餐桌上的常客。但目前认为，海鲜因含有的蛋白质多以胶原蛋白为主，而胶原蛋白的营养价值较低，人体应用率较差，且某些海鲜等富含胆固醇及脂肪，大多海鲜有着大量的嘌呤，过多摄入海鲜，可能会产生更多的尿素氮、肌酐、尿酸等代谢产物，从而加重肾脏的负担。加之海鲜为异体蛋白质，尤其是摄入动物类海鲜食物，往往能出现过敏反应，或者激活肾病病人的免疫系统，加重病情。所以，对于肾病综合征病人，饮食上对于海鲜等食物一定要谨慎使用。

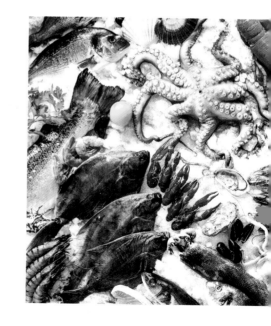

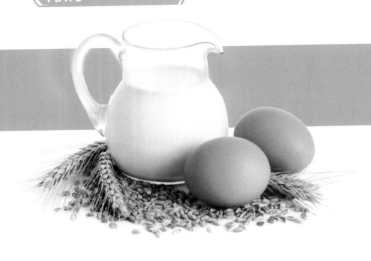

11. 肾病综合征病人蛋、奶要怎么补

牛奶、鸡蛋、瘦肉、鸭肉、鱼等动物蛋白，因为其中含必需氨基酸较高，而且在体内合成后产生的含氮物质较少。目前认为，肾功能正常的肾病综合征病人，其蛋白质摄入量为每日每千克体重1克，加上尿中丢失量即可，而肾功异常时，要限制蛋白质摄入在每日食入的蛋白质约40克，实际上，我们可以通过一些简单估算而指导日常生活中蛋、奶的摄入。一般认为，一只鸡蛋约6克蛋白质，一碗牛奶（约200毫升）约含6克蛋白质，50克瘦肉约含8克蛋白质，这样，可以算出一个肾病综合征病人每日摄入的蛋白量。所以，肾病综合征病人每天吃几个鸡蛋或多少牛奶比较合适这一问题，是因人而异人的。

12. 肾病综合征病人有哪些忌口的食品

肾病综合征病人应注意：①避免过多的摄入蛋白质。高蛋白饮食会加重肾脏负担。②低盐饮食。饮食中一些含钠含碱较高的食物如牛肉干、牛肉松、虾皮、海参、松花蛋、咸鸭蛋、方便面、油条、榨菜、泡菜、紫菜、腌肉、腌雪里蕻、碱发馒头、咸糕点、小苏打等也应该忌食。③少吃富含胆固醇的食物。如蛋黄、动物内脏、皮蛋、鱼籽、肥肉、浓肉汤、某些海产品等。应以植物性脂肪（豆油、菜籽油、花生油、芝麻油、棕榈油）供应为主。③还应忌食海腥、虾、蟹、酱菜、甜面酱、腐乳、成肉、香肠、腊肉等肥咸食物，烟、酒、咖啡、浓茶等刺激食品，各种香料及葱姜蒜、韭菜、香菜、胡椒、芥末、咖喱等辛辣之品，生冷水果也应

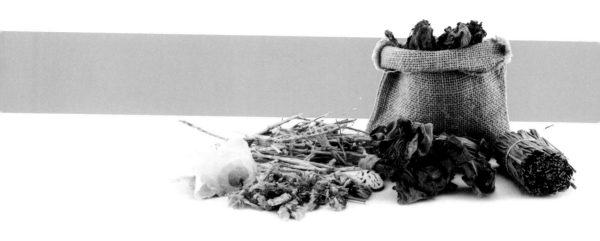

忌食。④烹调时不宜用味精或鸡精（含谷氨酸钠），每日以清淡膳食为好，可用醋、芝麻酱、番茄汁等调味品来增进食欲。⑤忌食一切补品、补药及易上火食品如辣椒、荔枝、芒果、巧克力、油炸食品等。

13. 肾病综合征病人有什么好的食谱

肾病综合症病人的每日食谱：

早餐：牛奶150g(折合约18g全脂牛奶粉)、馒头100g、凉拌萝卜丝（白萝卜、胡萝卜、黄瓜等）50g、植物油15g(豆油、菜籽油、花生油、芝麻油、棕榈油等)。

午餐：大米饭200g，鱼肉30g；炒菜：芹菜60g(土豆、白菜、卷心菜、菜花等)；凉拌菠菜60g(黄瓜、芹菜等)；西红柿

小白菜汤：西红柿20g，白菜20g；植物油15g(豆油、菜籽油、花生油、芝麻油、棕榈油等)。

晚餐：大米饭150g；炒白菜：白菜80g，胡萝卜丝40g，混合炒。植物油15g(豆油、菜籽油、花生油、芝麻油、棕榈油等)。

14. 药食同源，肾病综合征病人有哪些推荐的食用中药材

大黄：性味苦寒，主要作用在脾、胃、大肠等，功效为清热解毒、行经通便、推陈致新、安和五脏。用于治疗慢性肾衰竭，可通腑道浊并解毒。大黄具有延缓慢性肾衰竭进程的作用。但大黄属于泻下药，应用时需依医生指示，以免伤身。

黄芪：黄芪含皂苷、蔗糖、多糖、多种氨基酸、叶酸及硒、锌、铜等多种

微量元素。有增强机体免疫功能，可保肝、利尿、抗衰老、抗应激、降压和可以利水退肿所以肾炎病人是可以喝黄芪水的，但表实邪盛，气滞湿阻，食积停滞，痈疽初起或溃后热毒尚盛等实证，以及阴虚阳亢者，均须禁服。

人参：味甘微苦，主要作用在脾、肺，有大补元气、益气生津、宁神益智的功能，是中医滋补药物之首。中医诊断慢性肾病，病因包括气虚、阴虚和阳虚。以气虚为主的病人，神疲乏力、少气懒言，舌头有淡味、舌边有齿痕，脉搏虚弱，可以在中医诊断用药的基础上加用红参，方法为每天取 3～6g 参片隔水燉煮服食；或用 3～10g 生晒参泡茶喝。以阳虚为主的病人，除气虚症状外，还有畏寒、四肢冰冷、大便稀薄、脉搏微弱，此时可服少量红参或别直参。至于以阴虚为主的病人，症状为口干、五心（心窝、左右手心与足心）烦热，舌边尖红、舌苔少，脉搏微弱，可选西洋参以益气养阴，方法为取 3～6g 人参隔水燉煮，或以参片泡茶饮用。

玉米须：性平，味甘，能清热利水。据现代药理实验证实，玉米须有利尿作用，可增加氯化物的排出量，所以适合患急性肾炎水肿的人服食。肾病综合征病人，可以取干玉米须 60g，洗净后水煎服食，每天早晚两次。3 天左右开始有利尿现象，尿蛋白、非蛋白氮也有不同程度下降。

胡萝卜缨：急性肾炎水肿的病人，取胡萝卜缨 500～600g，洗净后蒸熟服食。通常食后第一天就能见到尿量显著增加；连续吃 1 周后，水肿明显消退。

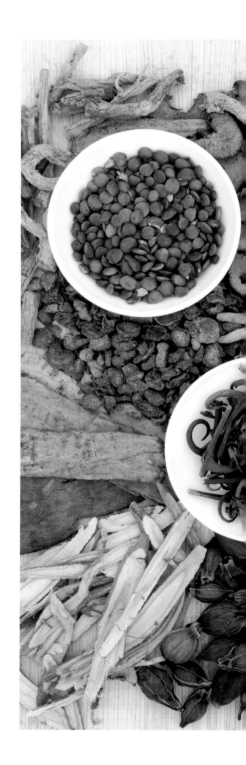

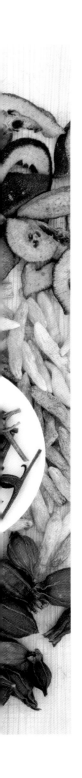

荷叶：性平，味苦，能消水气浮肿。急性肾炎病人宜用荷叶煎水当茶喝。明代医书《证治要诀》记载，取败荷叶烧存性（烧灰但不使完全灰化以保留药性），然后研磨成粉末，以米汤服下，每次服6g，每日3次，能治阳水浮肿。

白茅根：有清热利尿的作用，这与它所含的钾盐有关。取食用白茅根（干品）250g，洗净切碎，水煎后当茶喝，连续饮用1～2周或直至痊愈。通常1～5天内排尿量即显著增多，水肿逐渐消失，高血压及尿液检查变化也好转而趋于正常。

燕窝：由金丝燕及同属燕类吞下海藻等后吐出混有唾液的胶状物所凝结而成的巢窝，不仅美味，而且营养价值高。中医认为燕窝具有滋阴补肾、生津益血、健脾养胃的作用。慢性肾病病人有尿血、潮热、盗汗、五心烦热、腰酸腰痛、舌头光红少苔、脉搏微弱等症状，属于体质虚弱且偏于阴虚或气血两虚，极适合以燕窝来滋补身体。

冬虫夏草：简称虫草，是一种名贵的中药，性温味甘，主要功效为滋肺补肾、止血化瘀，传统用于治疗咳嗽、咯血、盗汗、阳痿、腰背酸痛。冬虫夏草具有免疫调节作用，可促进蛋白质合成，减轻氮质潴留，提高人体抵抗力。冬虫夏草能促进肾小管上皮细胞再生与修复，有益于急性肾损伤及慢性肾衰竭病人，尤其是药物性肾损害病人。用法为每日取冬虫夏草6～10g，隔水燉30分钟后，连药渣一起服下，或研磨成粉装入胶囊中吞服。由于冬虫夏草价格昂贵，如今也有以人工培养的菌丝加工而成的制剂。

紫河车：人类胎盘加工而成的药材。性温，味甘、咸，主要作用在心、肺、肾。其成分包含多种微量元素以及丙种球蛋白，能增强抵抗力，预防感染，具有补肾益精、益气养血、治虚损劳伤的功效，对慢性肾炎偏于肾精不足、阴阳两虚或气血亏损等症型有补虚的作用。

15. 以形补形，肾病综合征病人能吃动物的肾脏吗

所谓"以形补形"，即食用外观上与人体某器官相似的食物，对人体该部位有利，但目前科学认为，"以形补形"纯属简单的类比和推论，都非常牵强附会。因为肾病综合征病人多存在明显

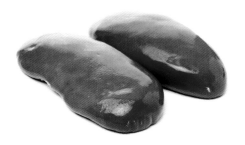

的血脂异常及肾功能受损情况,而动物的肾脏虽然在蛋白质含量比较高,但却含有较高的胆固醇、磷、硒、嘌呤等成分含量也很高,会加重肾脏负担,不利于恢复病情。所以,肾病综合征病人,特别治疗中有存在血脂高、尿酸高者,避免进食动物肾脏。

16. 肾病综合征病人能吃腌制食品吗

腌制食物作为传统食品,如腌制腊肉、腌制酸菜等,作为主食之外常见的配菜,在生活中我们经常可以接触到。但就目前来讲,腌制食物为不健康食品,已得到国际的公认。首先,腌制类食品加工过程中通常会加入很多盐,过多食盐引起钠离子在体内的过量,加重了肾脏的负担及血压的升高。其次,腌制食物常因使用含有较多杂质的盐和易被各种微生物污染等因素,导致腌制食物存在较多的毒素,如亚硝酸盐等,可能引起毒素过多引起出现中毒表现,甚至进

而致癌可能。另外,在蔬菜腌制中,损失了较多的维生素,浓缩了其中草酸和钙浓度,且由于酸度高原因,食后易于被肠道吸收,经肾脏排泄时,草酸钙结晶极易沉积在泌尿系统形成结石,进而影响人体营养及肾脏排泄。所以,目前认为是肾病综合征病人不宜食用腌制食品。

17. 肾病综合征病人如果伴有痛风,饮食上应注意些什么

很多肾病综合征病人在日常检查中存在高尿酸血症,甚至诱发痛风,这是与肾病综合征病人体内引起痛风的嘌呤代谢紊乱及肾脏排毒功能下降有关。饮食控制是减少痛风发作的一个有效手段。最好选择含嘌呤低的食物,如面粉、洋葱、水果、牛奶、鸡蛋等;禁用含高嘌呤食物,如动物内脏、大脑和肉汁、鲭鱼、小虾、扁豆、黄豆及菌藻类等;嘌呤含量中等的粗粮、菠菜、花菜、蕈类、扁豆、禽畜肉类等,应谨慎选择。

18. 肾病综合征病人能吃猪油和花生油吗

食用油作为日常饮食不可缺少的食物之一,它不仅能改善口味、促进食欲,还能提供能量、必需脂肪酸和脂溶性维

生素等。肾病综合征病人往往检查中都有血脂高的表现，在猪油中，因其富含丰富的饱和脂肪酸，往往会加重肾病综合征病人的高血脂症，从而加重其病情。所以，饮食烹饪上，一般强调不放猪油，否则，病情不但不会恢复，反而会加重病情，取而代之的是，可以适当摄入多聚不饱和脂肪酸的食物，比如说植物油、花生油、鱼油等。

19. 肾病综合征病人能吃生抽、味精吗? 能吃姜蒜葱吗

生抽、味精作为常见的调味品，做一般的炒菜或者凉菜的时候用得比较多，用以增加咸味及鲜味。然而，两者因其独特的制作工艺后而其含钠量常常较高，而一般吃入含钠过多后，容易使水潴留在人体内，进而诱发水肿，所以对肾病综合征病人来说，应该控制生抽、味精的应用，少用为好。另外，生活中有多种美味的食品都是离不开葱姜蒜这些调料的，北方以大蒜为主，南方以小葱为主，但葱姜蒜属于辛辣刺激食品，而对于肾病综合征病人来说，饮食也应以清淡、易消化为主，上述葱姜蒜调料尽量少吃，当然除了葱姜蒜之外，还有其他的强烈调味品如胡椒、芥末、辣椒等对肾功能不利，也应考虑控制吃入。

20. 肾病综合征病人能吃贝壳类食物吗

我们常见的贝壳类食物包括蛤、蚌、螺、牡蛎等，这些食物味道鲜美，含有丰富的蛋白质、多种维生素以及铁、铜、锌等微量元素，可谓是营养的佳品。然而贝壳类食物所含有的蛋白质与人体蛋白质在结构上差异较大，有些人进食后，会发生哮喘、荨麻疹等过敏现象，所以对于过敏性紫癜诱发的肾病综合征病人，这类食材是禁忌的。另外，贝壳类食物含有多种寄生虫，且在运输、贮藏过程，易被沙门菌、嗜盐菌感染，因此，食前要先用清水浸泡，烧熟煮透，方能食用，防止因细菌感染后，加重原有肾病病情。还有，贝壳类食物多数不易嚼烂，难消化，也不符合肾病综合征饮食要求清淡、易消化的原则，摄取过多的蛋白质也可能加重肾脏的负担，所以，肾病综合征病人在选择贝壳类食物时要谨慎并控制摄入的量。

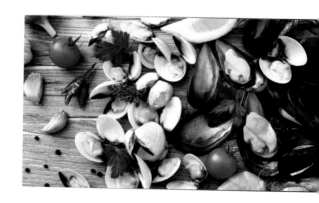

十七、肾病综合征病人与妊娠

1. 肾病综合征病人什么情况下可以怀孕生宝宝

肾病综合征如果已经治愈、尿蛋白阴性、血压正常，肾功能正常。缓解至少 1 年以上才能怀孕，通常不会影响怀孕和分娩，不用担心，一定能顺利生下宝宝的。

2. 肾病综合征病人怀孕了怎么办

由于肾病综合征其临床特征为大量蛋白尿、低白蛋白血症、高胆固醇血症和明显浮肿。怀孕宝宝的妈妈和宝宝可能会出现下列情况的风险：如肾病综合征复发、服用的药物（降压药 / 激素）而影响胎儿的发育和健康、胎盘早剥、胎儿宫内发育迟缓等，会导致早产和死胎发生率升高。因此怀孕了，首先要评估能否继续妊娠，其次服用药物是否调整，激素要加量等以避免复发。饮食要注意适度。

3. 肾病综合征病人怀孕了有哪些药物可以选择

以下药物妊娠期可以使用：①激素。维持量 (10 ～ 15mg/d) 但是大剂量激素绝对会影响胎儿发育。②降压药。首选钙受体阻滞

（江德文）

剂硝苯吡啶（拜新同）；严重高血压者可以加用甲基多巴，β-受体阻滞剂（但禁用 ACEI/ARB）。③复方 α-酮酸（开同）。④阿司匹林肠溶片等。⑤硫唑嘌呤。

4. 肾病综合征病人妊娠发生高血压的原因和治疗

原因：水钠潴留、血容量增加、血管痉挛、血管内皮细胞受损血管收缩因子及舒张因子比例失调使血压升高，血液高凝状态，胰岛素抵抗，子宫胎盘缺血，免疫机制等。

治疗：可以选用的降压药有：①甲基多巴。②拉贝洛尔、吲哚洛尔、长效美托洛尔可以作为拉贝洛尔的替代。③长效硝苯地平（不能使用速释型口服硝苯地平，因为其可能会导致子宫胎盘血流急剧减少和头痛）。④可乐定（只有当甲基多巴、拉贝洛尔、长效硝苯地平都不能使用的极少数病人才给予可乐定，因为突然停药可能会出现反跳性高血压）。⑤静脉给予肼屈嗪可作为子痫前期重度高血压的紧急治疗。⑥利尿剂的使用比较受争议，除了发生肺水肿，一般不使用利尿剂。⑦硝普钠可能导致胎儿氰化物中毒，因此仅用于难治性重度高血压的最后手段短期使用。

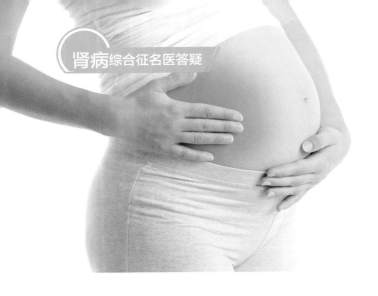

5. 肾病综合征病人妊娠出现急性肾盂肾炎怎么治疗

肾病综合征妊娠期出现急性肾盂肾炎通常会引起高热、腰痛，需及时控制感染，感染未控制可能引起胎儿神经管发育障碍引起畸形、胎盘功能不良、胎儿宫内窘迫，甚至导致流产、早产、死产等，因此，应及时采用抗生素按疗程治疗，尽可能选用细菌敏感的药物，应注意抗菌药物对母婴的安全性。多饮水、及时排尿，勿憋尿。

6. 肾病综合征病人妊娠发生肺炎（肺部感染）治疗手段有哪些

前3个月尽量不用抗生素，因为对胎儿影响不确切，孕晚期若发生严重肺部感染，必要时选用对母婴影响较小的抗生素（B类）进行治疗。或者选用副作用较小的中成药改善症状。

可供选择的药物：① β–内酰胺类：头孢菌素类（三代头孢 头孢曲松）、大环内酯类（阿奇霉素）、磷霉素、氨曲南等。②碳青霉烯类（亚胺培南、美罗培南等。③妊娠期禁用奎宁、利巴韦林，氨基糖苷类（庆大霉素），喹诺酮类（环丙沙星、左氧氟沙星、莫西沙星等）等；避免使用四环素、万古霉素、去甲万古霉素等。

7. 肾病综合征病人妊娠期急性肾损伤如何诊断和治疗

诊断：48小时内血肌酐较基础肌酐值升高 ≥ 26.5 μmol/L，或增加 ≥ 50%，或每小时尿量少于 0.5mg/kg，且持续6小时以上。

治疗：积极治疗诱因如严重呕吐致血容量不足、严重感染、失血性休克、胎盘早剥、弥散性血管内凝血、妊娠期急性脂肪肝、重度妊娠期高血压疾病等，若出现血容量不足引起尿少时，应及时补充血容量、保持液体出入量平衡、纠正电解质和酸碱平衡紊乱，必要时透析治疗。

8. 肾病综合征病人妊娠时什么情况下需要终止妊娠

肾病综合征病人妊娠时出现以下情况需要终止妊娠：①肾病综合征病人本身疾病未控制，如大量蛋白尿、未控制的高血压、出现肾功能下降（血肌酐＞132μmol/l）。②妊娠前3个月使用大剂量激素（一般指20mg/d以上）、环磷酰胺、吗替麦考酚酯（至少在尝试受孕前6周就需停用）、甲氨蝶呤、来氟米特、ACEI/ARB类药物（如贝那普利、依那普利、缬沙坦、厄贝沙坦、氯沙坦）、盐皮质激素受体拮抗剂（如螺内酯、依普利酮）等可能引起致畸的药物。③合并病理产科疾病，如流产、胎儿发育迟缓、胎儿营养不良、早产、胎死宫内、胎膜早破、先兆子痫或子痫、新生儿窒息等。

9. 肾病综合征病人妊娠前应停用哪些药物

主要是可能引起致畸的药物或者目前研究尚未明确影响可能的药物环磷酰胺、吗替麦考酚酯（至少在尝试受孕前6周就需停用）、甲氨蝶呤、来氟米特、ACEI/ARB类药物（如贝那普利、依那普利、缬沙坦、厄贝沙坦、氯沙坦）、盐皮质激素受体拮抗剂（如螺内酯、依普利酮）等。

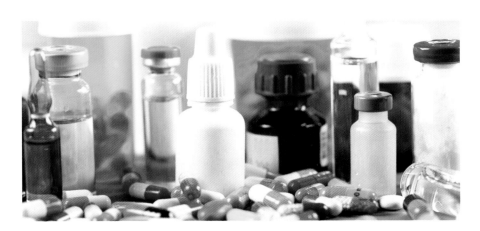

10. 肾病综合征病人妊娠期激素能否继续服药

一般认为，糖皮质激素并不具有致畸作用。当激素用量超过泼尼松 10 mg/d 时，可能增加先兆子痫和子痫、妊娠期高血压疾病、妊娠糖尿病、继发感染和胎膜早破发生率。因此建议肾病综合征病人在病情控制稳定，糖皮质激素逐步减量至维持剂量或停用糖皮质激素半年以上再考虑妊娠，妊娠期间应尽可能维持最小剂量，一般最大剂量不超过 15mg/d，并加强监测尿蛋白情况以指导进一步治疗方案的调整。

11. 狼疮性肾炎引起的肾病综合征病人妊娠时激素是否需要加量

一般建议在狼疮性肾炎疾病缓解半年以上，肾功能稳定并处于正常或接近正常时怀孕，此时妊娠结局最佳。若处于疾病缓解稳定期时糖皮质无需加量，但因为妊娠可能诱发或加重系统性红斑

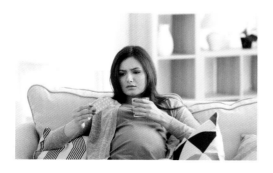

狼疮和狼疮性肾炎的病情，因此需密切监测狼疮活动情况，孕前已停药者，孕期可用 5 ~ 10mg/d，孕期已用 5 ~ 15mg/d 者孕期可加倍，孕期病情恶化者，可应用大剂量，快速控制病情后减至维持量。

12. 肾病综合征病人分娩是选择顺产，还是剖宫产

若肾病综合征病人已停用糖皮质激素或病情稳定，无明显并发症，一般情况尚可，可尝试顺产；如果浮肿明显，血压高，或因病理产科需提前终止妊娠，可选择剖宫产。

13. 肾病综合征病人围产期激素要如何调整？如果剖宫产，激素怎么用

肾病综合征病人在病情控制稳定，糖皮质激素逐步减量至维持剂量或停用糖皮质激素半年以上再考虑妊娠。妊娠期间应尽可能维持最小剂量，（一般最大剂量不超过 15mg/d，并加强监测尿蛋白情况以指导进一步治疗方案的调整）。围产期在原有剂量的基础上加1粒激素，如果为剖宫产，则改用等剂量的泼尼松龙，等可以正常进食后再改为激素口服。

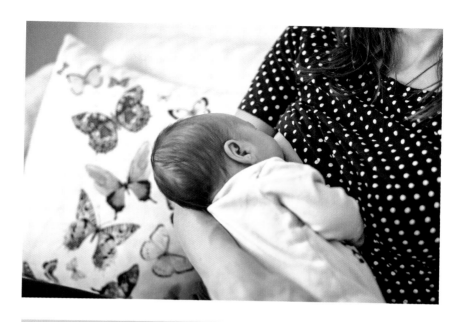

14. 肾病综合征孕妇产后能母乳喂养吗

肾病综合征病人的基本用药是糖皮质激素，而激素在乳汁中分泌量极少，哺乳期间使用中等量激素是安全的（Ⅱ级）。如果用量大于20mg/d，则推荐服药4小时后再哺乳。多数非类固醇类抗炎药、氯喹和羟氯喹在乳汁内的含量很少，哺乳期用药未发现明确不良反应。环磷酰胺可经乳汁分泌，有报告提示其可抑制婴儿造血功能，因此不推荐哺乳期使用。甲氨蝶呤、硫唑嘌呤和环孢素在哺乳期的安全性未达成共识。来氟米特、吗替麦考酚酯及新型生物制剂在哺乳期用药的影响尚不明确。

15. 肾病综合征孕妇产后哪些常用治疗肾病药物会从母乳中排泄？哪些不会

激素在乳汁中分泌量极少，哺乳期间使用中等量激素是安全的，环磷酰胺可经乳汁分泌，有报告提示其可抑制婴儿造血功能，因此不推荐哺乳期使用。来氟米特、吗替麦考酚酯及新型生物制剂在哺乳期用药的影响尚不明确。

16. 肾病综合征妇女治疗期间意外怀孕，服用哪些药物必须早期终止妊娠

主要是可能引起致畸的药物或者目前研究尚未明确影响可能的药物比如环磷酰胺、吗替麦考酚酯、甲氨蝶呤、ACEI/ARB类药物。有服用以上药物者则要终止妊娠。

17. 孕妇出现肾病综合征时容易出现哪些问题？应如何及早发现

孕妇出现肾病综合征时容易出现全身水肿、继发感染、贫血、血压升高、流产、胎儿发育迟缓、早产、胎死宫内、胎膜早破、先兆子痫或子痫等，应严密监测血压、血常规、尿常规、肝肾功能、控制血压，及早识别和处理泌尿系感染、水电解质紊乱、贫血、低白蛋白血症、子痫前期及子痫等。密切监测胎儿生长发育情况、胎盘功能。先检查是否为狼疮性肾炎诱发的，其次与医师评估是否终止妊娠，如果妊娠晚期，病情允许，可予以复方 α - 酮酸治疗，择期剖宫产。

18. 肾病综合征妊娠期出现尿白细胞高怎么办

肾病综合征妊娠期出现尿白细胞增高需高度怀疑泌尿路感染，且经常表现为无症状或症状较为轻微，自以为增大的子宫压迫引起的排尿不适，严重者可引起高热。感染未控制可能引起胎儿神经管发育障碍引起畸形、胎盘功能不良、胎儿宫内窘迫，甚至导致流产、早产、死产等，因此，如妊娠期出现尿白细胞升高，应积极多次复查尿常规并进行多次中段尿细菌＋真菌培养和药敏，必要时进行支原体、衣原体相关检测。如确认为泌尿系统细菌感染，应及时采用抗生素按疗程治疗，尽可能选用细菌敏感的药物，应注意抗菌药物对母婴的安全性。多饮水、及时排尿，勿憋尿。

19. 妊娠会使肾病综合征病人病情加重吗

妊娠时会加重母体肾脏的负担，促进肾脏疾病的进展。妊娠有可能会使病人病情加重，妊娠的某些特殊生理变化（如血黏度增加等）也加重肾病综合征的病情。对于肾功能良好的肾脏病病人，妊娠虽然是高危、高风险的，但是大多数的结果是好的；对于有肾功能损害的病人，妊娠的后果对病情不利。因此对肾病综合征的病人来说，如果病情控制稳定，糖皮质激素逐步减量至最小剂量维持或者已停用糖皮质激素半年以上，可做好妊娠准备。但如果病情未控制，建议及时做好避孕措施。

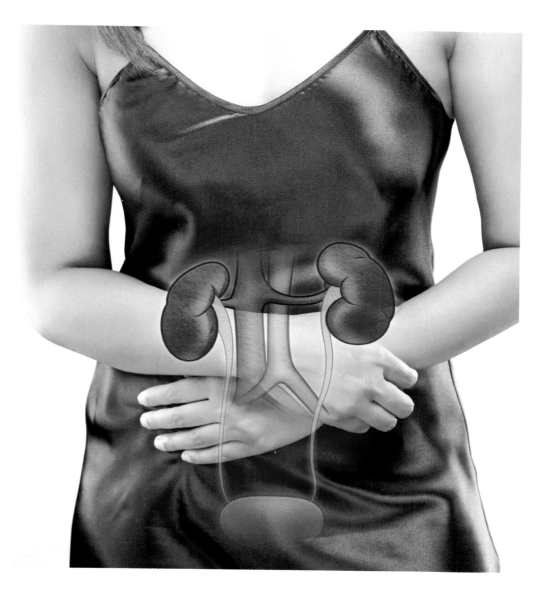

孕妇出现肾病综合征时容易
出现全身水肿、继发感染、
贫血、血压升高、流产、胎
儿发育迟缓、早产、胎死宫
内、胎膜早破、先兆子痫等。

PART 5

肾病综合征病人随访和免疫

肾病综合征病人随访是为了判断药物副作用和药物疗效，所以要予以重视。

儿童在肾病综合征病情稳定，停药一年没有复发的情况下，可以接种疫苗。

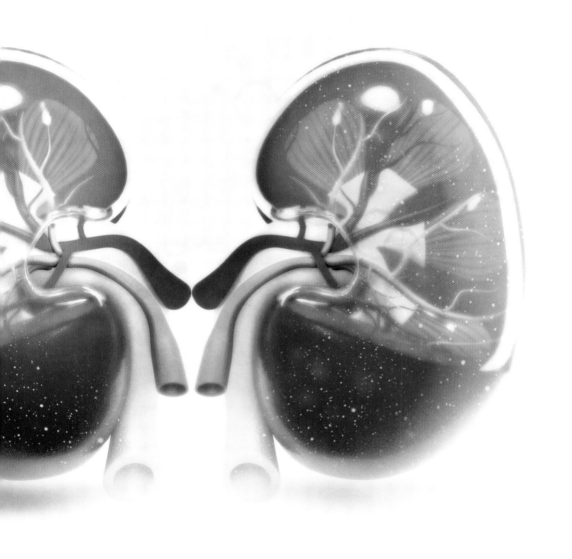

十八、肾病综合征病人与随访注意事项

1. 肾病综合征通常需要多久治疗时间

　　不同的病理类型有不同的治疗方案，但大体分为三个阶段：①诱导缓解。②维持减药。③维持巩固。诱导缓解需 2 ~ 3 月，减药需 3 ~ 6 月，因此，大体的治疗时间 1 年半至 2 年。如果期间出现病情反复，治疗时间需要相应延长的。

2. 肾病综合征病人间隔多久随访一次？共需多长时间

　　初始治疗的病人因为药物剂量大，对药物的适应性及其副反应的耐受不同，需密切随访。初期在尿蛋白转阴后大约每 2 周减药一次，所以每次减药前必须复查一次，待减量到初始剂量一半时 (2 ~ 3 个月) 改为每月减量一次。此时如无特殊情况，可每月随访 1 次，直至完全停药，总随访时间 1 年半 ~ 2 年。停药后仍应每年复查 1 ~ 2 次尿常规，如尿泡沫多，应随时复查。

（林冲云）

3. 肾病综合征病人随访需要住院吗

一般病人随访无需住院，只要规律随访，按时服药，无需住院。但是如果出现症状加剧，比如浮肿加剧，尿少，气促等，或出现发热、咳嗽、腰痛、食欲差、呕血、黑便等新增的肾病综合征并发症或药物副作用时，结合复查血生化、尿、血常规等指标明显异常，则需要住院治疗。

4. 肾病综合征病人随访时需要进行哪些检查？是否需空腹

肾病综合症病人随访需监测血压，查肝功能、肾功能、血糖、血脂、电解质、血常规、尿常规及24h尿蛋白定量，但并非每次都要查这么多项，要根据病情、病程、是单纯服用激素、还是有加用其他免疫抑制剂而定。原因有二：一为药物副作用判断，长期服用免疫抑制剂需了解有无合并肝损害或继发药物性糖尿病及了解有无骨髓抑制，有无贫血，以便及时调整治疗方案；二为药物疗效判断，复查肝功、尿常规及尿蛋白定量可帮助病人及医师了解治疗效果。若白蛋白升高（尿蛋白减少）提示肾病治疗有效，反之则效果欠佳或无效，复查肾功能了解肾功能有无损害或加剧，便于了解病情进展及调整治疗方案。复查血指标时建议空腹，避免进食后引起血糖（血脂）升高，影响判断。

5. 肾病综合征病人复查 24 小时尿蛋白定量时，少留一两次尿液是否影响结果

24 小时尿蛋白定量是临床上评估尿蛋白程度的金标准，在病人进行病情评估以及有关治疗的重大决策时都需要查 24 小时尿蛋白定量，多留了少留了都不对，少留一两次尿液会影响结果，会使定量偏少，影响疗效判断，误判为病情好转。

6. 肾病综合征病人复查尿常规时，任何时候的尿液都可以吗

因为饮水、出汗会使尿比重有很大变化，所以留取晨尿比较准确，尿液在夜间睡眠时浓缩，且夜间活动小，晨尿受运动影响比较小。另外女性病人如果阴道分泌物多时，应清洁尿道口后留取中段尿送检，月经期一般不检查。

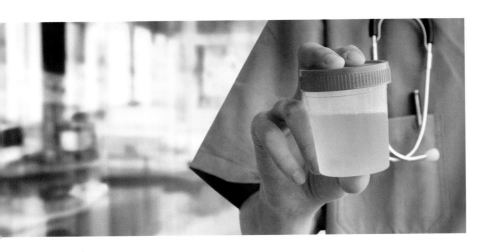

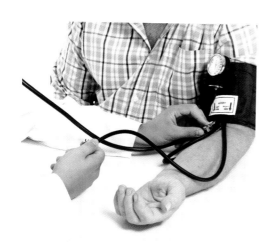

类药物后出现血压太低，特别是低于90/60mmHg，反而会加剧肾脏功能损害，所以应先暂停服用该类药物，并立即与主治医生联系，咨询今后是否续用该类药物。有些人，特别是老年人原本血压就偏低的，则不宜服用该类药物。

9. 什么情况下容易导致肾病综合征病人病情复发

肾病综合征的治疗疗程长，在漫长的治疗过程中和治疗后均有可能导致复发，以下情况容易导致复发：①各种原因导致的感染，如呼吸道感染、皮肤感染，肠道感染等。②未遵守"足量、慢减、长期维持"的用药原则，如自行过早过快减药或停药。③病理类型，如微小病变型肾病容易复发。④药物的相互作用，某些药物可以促进体内药物的排泄，使得药物的治疗浓度降低，影响疗效。⑤营养不良。⑥情绪的波动、日常生活起居不规律、过度劳累等。

7. 肾病综合征病人目前没有高血压，以后有可能出现高血压吗

肾病和高血压互为因果关系，肾病可继发高血压，也就是说，现在没有高血压，但是如果肾脏病情控制不理想，将来出现高血压的可能性很大，所以需定期监测血压。而高血压又会加重肾脏病。

8. 医生说有些药物可以减少蛋白尿，但同时又是属于降压药物，如果肾病综合征病人发现血压太低，可以停药吗

在肾脏内科，有些药，比如：贝那普利、培哚普利、依那普利或缬纱坦、坎地沙坦、厄贝沙坦等，同时具有降血压和降尿蛋白的作用，如果服用该

10. 肾病综合征病人随访时要准备好哪些资料给医生看

肾病综合征是需要长期治疗的，定期随访很重要。病人随访时，要认真准备好有关资料，以便更好地配合医师。首先记得带上就医卡，且就医卡千万别

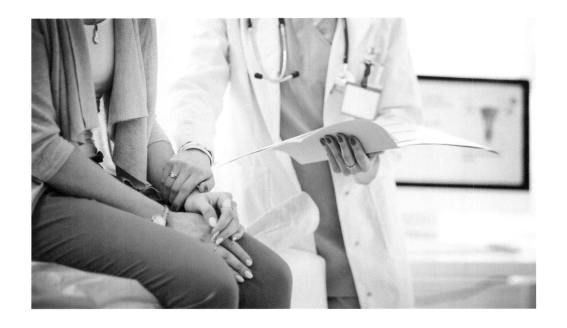

随意更换，否则你的原有信息医师会看不到，医师就无法进行前后对比你的化验结果及服药情况，判断你的病情是往好或往坏发展；其次带齐所有医学资料，包括门诊病历本、出院小结、肾穿刺报告单复印件、药房发给您的服药清单等；再即如果你有高血压或血糖高，则要带上你在家里测量的记录；最后罗列一下想告诉医师的问题，如上次就诊至今变化的情况（水肿、尿量、血压、尿蛋白等），现在有何不适，尤其新出现的不适。等到拿到本次复查的检查报告单，你就可以进入诊室就诊。

11. 出现哪些情况时肾病综合征病人需立即去医院就诊

肾病综合征的治疗是个比较长期的过程，多方面的因素会导致病情反反复复，如果出现面部浮肿，足部浮肿，腹胀，尿少，尿泡泡多，尿血，可能提示病情复发或加剧，应及时就诊肾内科门诊。出现发热、气促时也应及时去医院就诊。

12. 哪些情况提示肾病综合征病人病情可能复发

当尿中泡沫增多、下肢或颜面浮肿加剧、尿量减少或者体重逐渐增加时，提示肾病综合征病情可能复发，应及时联系主治医师或到就近医院检查。

13. 肾病综合征病人随访时应告诉医师哪些主要问题

随访要注意的问题如下。①近期吃药情况是否规律，有无经常忘吃情况。②血压、血糖监测情况，最好能用表格按日期填写。③近期有无感冒、发热、腹泻、腹痛、排尿不适等情况，以便医生了解有无感染可能。④使用药物后有无腹痛、黑便、抽筋、牙龈及皮肤黏膜出血等药物副作用的表现，以便医生及时调整药物。⑤近期尿量是否正常，下肢或颜面浮肿是否减轻，尿中泡沫是否减少，体重变化等情况，以便医生了解症状改善情况。⑥如果还有服用中药方剂，特别是不知名的偏方，应同时告诉医生。⑦如果因患病后心情变低落，心里担忧，心情变焦虑，或对疾病还不是很理解，应尽早告诉医生。

14. 肾病综合征病人随访复查时无症状，蛋白尿一次阳性是否提示病情复发

病人一般情况良好，尿蛋白一次阳性可能提示复发，也可能是检验误差，剧烈运动、发热等因素引起，出现这种情况，建议病人再次复查尿蛋白，及时咨询肾脏专科医生，寻求指导治疗。如果有感冒，应等感冒发热治愈后几天再去复查尿常规。

15. 肾病综合征病人定期与医师电话沟通和随访的重要性有哪些

肾病综合征的治疗疗程长，医师定期与病人电话沟通和随访非常重要，主要有以下方面：①了解病人是否规律用药，指导激素是否减量或加量。②了解病人病情，指导定期复查，调整治疗方案。③健康宣教，指导健康的生活方式。④适当的心理辅导，树立积极的心态。⑤及早发现部分复发人群，并予治疗。

十九、肾病综合征病人与疫苗接种

1. 除了政府免费提供的疫苗外，肾病综合征病人在什么情况下可选择性接种疫苗，如流感疫苗、肺炎球菌疫苗、水痘疫苗、乙肝疫苗等

参考美国 2003 年 ACIP 推荐的方案，有糖尿病、慢性呼吸系统疾病、慢性肝病（包括酒精肝）、心脏病病人，可接种流感疫苗、肺炎多糖疫苗（PCV）、乙型肝炎疫苗；肾功能不全者，可接种肺炎球菌疫苗、乙型肝炎疫苗；免疫缺陷者，可接种肺炎多糖疫苗、水痘疫苗。因此针对肾病综合征病人，可选择性接种流感疫苗、乙肝疫苗等。

2. 肾病综合征病人接种疫苗的目的是什么

疫苗接种后，可刺激免疫系统产生保护性抗体，这种抗体存在于人的体液之中，病原体一旦出现，就会启动机体免疫反应，抗体会立即作用，将其清除，阻止感染，从而使人体具有了预防某种疾病的免疫力，达到预防感染的目的。

（林威远）

3. 肾病综合征病人乙肝疫苗常规的接种方案是什么

一般采用采用"0.1.6方案"注射，即第1个月、3个月及第6个月各注射1次，对于肾病综合征长期应用免疫抑制剂病人，可增加接种次数。

4. 肾病综合征病人的哪些因素会影响疫苗接种？肾病综合征病人疫苗接种失败的原因可能有哪些

肾病综合征病人存在免疫功能紊乱，机体营养状态差，且在治疗过程中需要应用激素或者（和）免疫抑制剂可能影响疫苗的有效性及安全性。肾病综合征病人存在体液及细胞免疫功能紊乱，且大部分病人有应用免疫抑制剂，可能影响疫苗接种后，自身免疫反应的形成，最终影响保护性抗体的产生，导致接种失败。

5. 针对肾病综合征病人，目前推荐接种的疫苗属于那种类型

目前推荐用于肾病综合征的病人接种的疫苗属于灭活的疫苗，不会引起发病。

6. 肾病综合征病人在什么情况下考虑接种乙肝疫苗

化验乙肝5项，乙肝表面抗体阴性，且有乙型肝炎病毒感染风险的肾病综合征病人，可在大量皮质激素（每天泼尼松≥20 mg）治疗后1个月进行。

7. 肾病综合征病人什么情况下可考虑接种肺炎球菌疫苗

肾病综合征、慢性肾功能衰竭、肾移植后病人可考虑接种该疫苗，若抗体水平下降很快者，可重复接种。

8. 肾病综合征病人接种疫苗可能有哪些不良反应

（1）局部：不同程度的疼痛、红肿、硬结、瘙痒等。

（2）全身性：可表现为非特异性的恶心、头痛、发热、不适、疲劳、流感样症状、呕吐、头晕、腹泻和嗜睡等。

9. 肾病综合征病人接种乙肝疫苗后，如果反复检测抗体阴性，该怎么办

对于初级接种没有反应的人，30%～50%可通过再接种获得抗体；经过两次系统接种（6次注射）仍无反应者，建议不要再接种。但是此类病人应注意避免接触乙肝病毒感染携带者。

10. 肾病综合征病人接种乙肝疫苗时，是否需要调整激素或者免疫抑制剂剂量

不需要。不过，为获得最大免疫反应

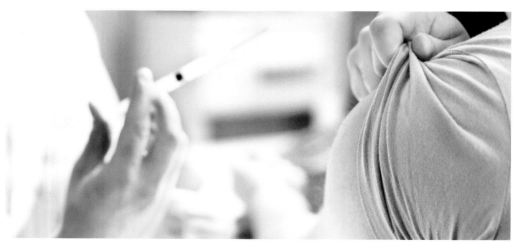

，避免并发症，应在大量皮质激素（每天泼尼松 ≥ 20 mg）治疗后 1 个月进行。

11. 肾病综合征病人长期服用激素及免疫抑制剂，接种乙肝疫苗时是否需要调整乙肝疫苗剂量

需要。肾病综合征长期使用免疫抑制剂的病人，免疫力低下，预防接种效果差，需加大接种剂量。

12. 肾病综合征病人免疫力低下，接种疫苗是否会导致乙肝病毒感染

不会。乙肝疫苗不是活疫苗，目前主要的基因工程疫苗，其主要成分是乙肝病毒的表面抗原，不含有病毒遗传物质，不具备感染性和致病性。

13. 接种乙肝疫苗会不会导致肾病综合征病人病情复发

有个别案例报道接种乙肝疫苗后，导致肾病综合征复发，但目前没有大数据支持这一观点，因此对于肾病综合征病人，需选择恰当的时机接种乙肝疫苗，同时积极预防其他因素造成肾病复发。

14. 肾病综合征病人考虑接种流感疫苗需注意哪些问题

肾病综合征病人考虑接种疫苗要注意以下几点。①每年流感季节前使用。②合并肾功能异常者应适当减少流感疫苗的剂量。③接种流感疫苗后需复查肾功能，以观察其是否出现变化。

15. 儿童肾病综合征病人免疫接种该如何进行

根据儿童的具体病情状况。儿童在近半年或者半年以上，复查尿蛋白、潜血的状况不严重，病情比较稳定，趋于好转，这样的情景一般是可以接受一些疫苗注射的。但并非全部，麻疹疫苗、卡介苗等都是不允许的。儿童在肾病综合征病情稳定，停药一年左右，没有出现肾病复发的症状，这样就可以像正常的孩子一样接种疫苗了。

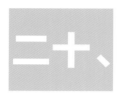

肾病综合征病人与免疫功能

1. 免疫系统由什么构成？免疫器官有哪些？免疫细胞有哪些

　　免疫系统具有免疫监视、防御、调控的作用。免疫系统由免疫器官、免疫细胞，以及免疫分子组成。

　　免疫器官包括骨髓、脾脏、淋巴结、扁桃体、小肠集合淋巴结、阑尾、胸腺等。免疫细胞包括：淋巴细胞(T细胞与B细胞)、单核吞噬细胞、中性粒细胞、嗜碱粒细胞、嗜酸粒细胞、肥大细胞、NK细胞、树突状细胞、血小板(因为血小板里有IgG)等。它们均来自骨髓多能造血干细胞。免疫分子包括：免疫球蛋白、补体、细胞因子(干扰素、白介素、肿瘤坏死因子)等。

2. 为什么肾病综合征病人免疫力会低下

　　肾病综合征时大量蛋白从尿中丢失，同时也丢失免疫球蛋白及补体，免疫力下降最主要的原因是：①免疫抑制剂的长期使用引起机体免疫损害。②尿中丢失大量IgG，血IgG水平常明显下降。③补体成分特别是影响旁路激活补体的B因子下降。导致机体对

（卢林琪）

细菌免疫调理作用缺陷。④全身营养状况下降。⑤白细胞功能下降。⑥转铁蛋白和锌大量从尿中丢失。⑦皮肤高度水肿引起的皮肤破裂，防御功能减弱。

3. 哪些指标可以提示肾病综合征病人免疫力低下

人体内有一套完整有效的防御各种攻击的系统，就是免疫系统，这个系统防御攻击的能力就是免疫力。免疫系统分为体液免疫和细胞免疫。体液免疫，主要的免疫球蛋白包括 IgG、IgA、IgM、IgD、IgE5 种类型，细胞免疫主要 B 细胞、T 细胞。临床上检测免疫力的主要指标是血清免疫球蛋白（Ig）定量和 T 细胞亚群分析。如果 Ig 量降低或者 B 细胞、T 细胞数目降低或比例异常，特别是 CD_4^+、CD_8^+ 的数目或者比例异常都提示可能存在免疫力下降。

4. 肾病综合征病人多久复查一次免疫功能指标

一般肾病综合征病人病情发作或者复发时，常提示机体免疫力下降，故需检测免疫功能指标。肾病综合征未缓解病人，一般

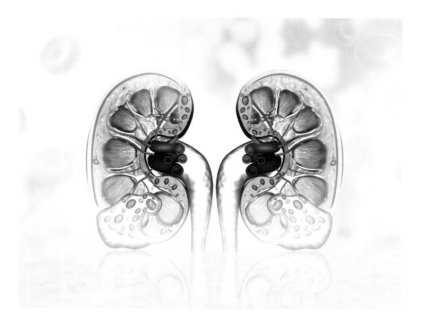

每 1 ～ 3 月检测免疫功能指标。肾病综合征部分缓解病人，一般每 3 ～ 6 月检测免疫功能指标。肾病综合征完全缓解病人，一般每 6 ～ 12 月检测免疫功能指标。

5. 肾病综合征病人免疫功能低下时要注意什么

肾病综合征病人由于免疫球蛋白丢失、使用糖皮质激素和免疫抑制剂，造成免疫功能低下，容易出现呼吸道、皮肤等部位感染。所以在日常生活中要保持室内通风，保持室温恒定和湿度适宜，夏天空调不宜调得太低，以低于室外气温 5~6℃为宜，否则极易因冷热的变化而发生感冒。衣物要勤洗勤换，以宽松、棉软为宜，要常洗澡，清洁皮肤，以免出现痱及疖感染。注意饮食卫生，饮食要清淡易消化，夏季慎用凉冷饮品，忌食辛辣、油腻等刺激性食物，减少胃肠疾病的发生，适当吃一些新鲜蔬菜和水果。尽量减少过多的人员探视或去人多环境杂乱的地方，若必须出门时可带上清洁的口罩。同时还要保持良好的心情，养成良好的起居习惯，进行适量的体育运动、增强自身体质。

6. 如何提高肾病综合征病人的免疫功能

①要注意调整饮食结构，全面均衡适量营养，首先要保证优质蛋白质，要吃蛋、奶、豆制品，比如鸡蛋每日一个，牛奶一袋，高胆固醇病人可用脱脂牛奶。②多吃新鲜绿叶蔬菜和水果，可提供丰富的微量元素、维生素C，β胡萝卜素等维生素和膳食纤维，对维持机体正常的生理功能有重要作用。③保证钙，铁、硒、和铬等重要的微量元素摄入。奶及奶制品是钙的良好来源。肉类豆类和海产品等铬含量高。④保持心理健康。积极乐观的精神状态有助于促进免疫细胞数目增长，激发免疫系统的活力，有助于强化自身免疫力。⑤要学会在工作和生活中劳逸结合，多休息，避免过于劳累。戒烟戒酒，也不要经常熬夜，持续的适当的体育锻炼和户外活动以提高机体的免疫力。

7. 肾病综合征病人男女患病概率一样吗？老年人免疫力低，其更容易患肾病综合征吗

迄今为止大多数肾小球疾病的病因仍不明确，肾病综合征也不例外，遗传、免疫、感染、药物及环境等诸多因素都可能参与其中，从病因学角度，可以将肾病综合征分为原发性和继发性两类。目前无数据证实肾病综合征的发生率有性别差异。

一般而言，肾脏的各种功能，在40岁以后逐渐下降，五六十岁后表现得更为明显，包括肾功能及免疫功能。老年肾脏对各种应激或者致病因素的代偿功能下降，使得老年人成为肾病综合征的易感人群。

8. 是药物引起肾病综合征病人的免疫功能低下吗

肾病综合征治疗过程中使用激素或细胞毒类药物可导致机体免疫功能被抑制，但其不是引起肾病综合征病人免疫功能低下的唯一原因。免疫球蛋白从尿液中大量丢失、补体成分下降、细胞免疫功能异常、低锌血症等都是引起机体免疫功能低下的常见原因。

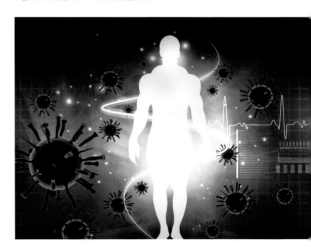

9. 是免疫力下降了会得肾病综合征，还是肾病综合征导致免疫力下降

迄今为止大多数肾小球疾病的病因仍不明确，肾病综合征也不例外，遗传、免疫、感染、药物及环境等诸多因素都可能参与其中，免疫力低下容易出现感染、肿瘤等疾病。而感染等易诱发肾病综合征；肾病综合征病人由于大量蛋白从尿中丢失，同时也丢失免疫球蛋白及补体，以及长期用免疫抑制剂、全身营养状况下降等多因素导致免疫力下降。

10. 可以通过吃保健品提高免疫力来预防肾病综合征吗

"是药三分毒"，不管中药、西药都存在一定的副作用。免疫力低不会引起肾病综合征，因此也不存在预防之说。保健品不是药物，不能把保健品当药物

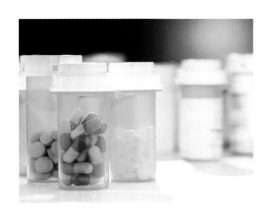

治病。保健品只能提高免疫应答的水平，而无法从根本上提高免疫力。保健品有些成分，对于某些疾病的病人非但没好处，反而有坏处。市面上保健品种类多，作用也不同，最好在使用前全面体检了解自身身体情况咨询医生后使用，否则花了钱却没带来好的作用，反而引来副作用就得不偿失了。

11. "冬虫夏草"这类的保健品可以提高免疫力吗

冬虫夏草味甘，性温，具有补肺肾、止咳嗽、益虚损、养精气之功能，是名贵的传统的滋补中药。对人体的免疫系统、血液系统等全身各系统都有良好的调节作用。目前市面上在售的冬虫夏草制剂，多是从冬虫夏草中分离出虫草菌，经过多种工艺加工成的胶囊制剂。但是冬虫夏草制剂治肾病，还须辨证。适用于手足怕冷、精神不振、腰膝酸冷、夜尿频多等阳虚体质者；阴虚者不宜用冬虫夏草制剂，有外感者亦不宜用。在使用前最好要咨询医生，辩证应用。

12. 常喝黄芪水可增强人体免疫功能，对于肾病综合征病人的恢复是否有好处

黄芪，味甘，性微温，归肺、脾、肝、

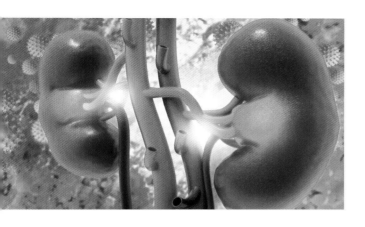

肾经。黄芪主要有效成分为黄芪皂苷、黄芪多糖和黄芪黄酮等。黄芪能够提高血浆白蛋白水平，改善肾功能、减少肾病综合征复发，调整机体免疫力，并能增强激素疗效、减轻激素的副作用。黄芪以补虚为主，常用于体衰日久、言语低弱、脉细无力者。具体用药应结合临床，辨证应用。

13. 肾病综合征病人可否通过输白蛋白、氨基酸或丙种球蛋白等方式增强机体免疫功能

肾病综合征病人由于免疫球蛋白丢失、使用糖皮质激素和免疫抑制剂，造成免疫功能低下，有些病人想通过输白蛋白提高血蛋白及增强免疫力。这种观点是不对的，因为输入的白蛋白，大多数在 48 小时内从尿排泄，而且静脉输入过多的白蛋白还可能加重肾小球滤过负担及损伤肾小管，甚至导致急性肺水肿的发生。氨基酸也不建议常规使用。肾病综合征病人体内 IgG 等免疫球蛋白的大量流失，加之应用激素，容易感染，应用丙种球蛋白提高病人体内的 IgG 水平，改善免疫功能，可以在医生指导下应用。

14. 肾病综合征病人在什么状态下可以开始通过锻炼以增强免疫力

肾病综合征病人在病情稳定情况下可以通过适当的锻炼方式增加免疫力。而所谓的病情稳定即为病人水肿消退、大量蛋白尿降至正常、低蛋白血症及高脂血症纠正，自身感觉良好，精力充沛。

15. 不同年龄段肾病综合征病人免疫力低下的原因是一样的吗

有共同及不同之处。肾病综合征病人由于丢失免疫球蛋白及补体，以及长期用免疫抑制剂、全身营养状况下降等多因素导致免疫力下降。这是他们共同之处。但是不同年龄阶段，免疫能力不一样。免疫系统在青春期发育最快，25岁左右达到顶峰，30岁之后慢慢下降。免疫力受遗传、年龄和性别以及化学、物理和生物等因素影响。所以又有所差别。

16. 多吃瘦肉鱼肉鸡蛋，补充蛋白提高免疫力可以使肾病综合征病人好的更快吗

不可以的。肾病综合征的病人，每日从尿里丢失大量蛋白，日久必然引起体内的蛋白质缺乏，如果不补充蛋白质，就会越来越缺乏，甚至造成营养不良所以有人认为应该多吃蛋白补回来。但是这时候的肾就像一个坏了的筛子，补进去的蛋白很快就漏了，而且造成肾脏的负担，所以蛋白质摄入过多过少都有不足之处。建议选择接近于正常水平的蛋白摄入。摄入的蛋白应以优质蛋白为宜，如牛奶、鸡蛋、瘦肉、鱼等。但是单靠补充营养提高免疫力是不够的，还要注意休息、适当锻炼。

17. 肾病综合征病人复发与免疫力差是否有关

有一定关系。引起肾病综合征复发的原因很多，比如感染、劳累、不规范用药、随意停药等等，而免疫力差的时候容易出现感染，感染又是肾病综合征复发的常见原因之一。

18. 加强锻炼、增强机体免疫力，是否有助于预防肾病综合征病人康复

运动可以增强免疫力，有利于疾病恢复，减少复发，但要根据不同年龄、体质选择不同的运动，可以进行慢跑、太极拳、气功、广场舞等，锻炼时一定要注意适度、循序渐进，避免锻炼时间太长或强度太大，在疲劳、休息不足时不应强迫锻炼，否则免疫力降低，不利于病情康复。

19. 肾病综合征病人免疫力低下会有什么表现

免疫力低下容易导致各种感染，常见于呼吸道、皮肤感染，容易感冒，常觉疲乏，做事提不起精神，食欲减低，睡眠障碍，皮肤一些小伤口容易感染且不易愈合，容易出现胃肠炎。

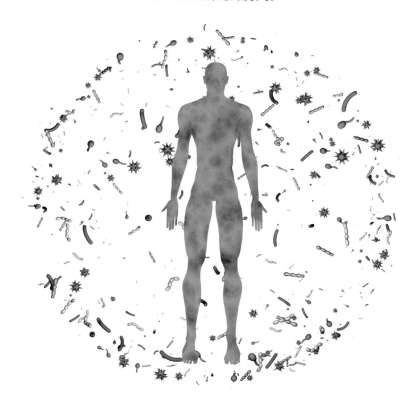

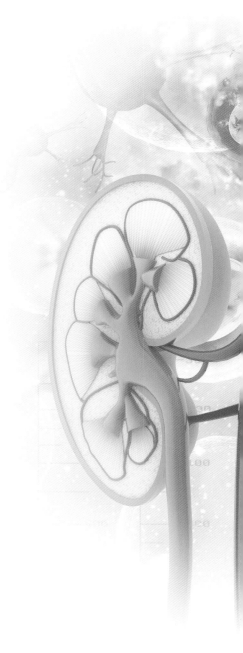

PART **6**

肾病综合征
保健与护理

**肾病综合征病人容易出现
免疫力低下，要科学地进
行运动锻炼。**

肾病综合征病人运动要避免运动时间过
长或者过于劳累，运动时注意补充足够
的水分。

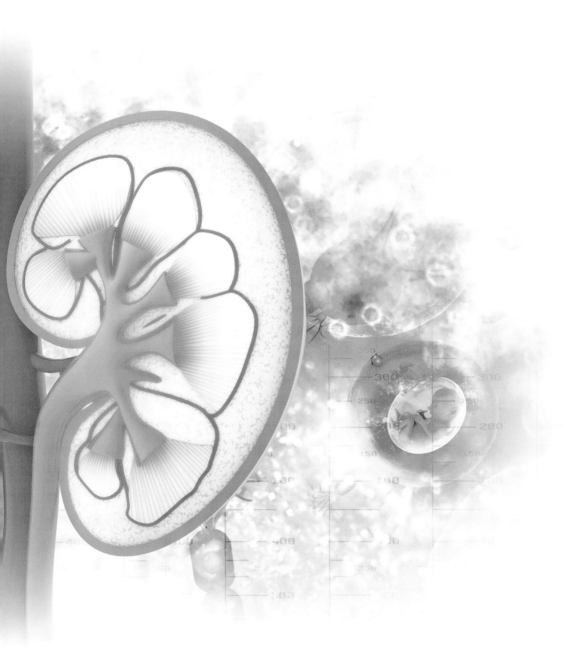

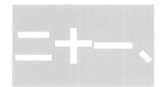

二十一、肾病综合征病人与锻炼保健

1. 肾病综合征病人可以运动吗

肾病综合征病人可以进行适当的运动，能有效地提高自身抗病能力，减少感染，还可改善内脏的血液循环，促使体内损伤部位的修复及代谢废物的排出。病人要根据自己的体质选择适当的运动，并要在医生的指导下进行，尤其要注意运动与休息的关系，以免过度劳累而加重疾病。

2. 肾病综合征病人什么时候运动最合适

肾病病人凡有严重水肿、低蛋白血症者需卧床休息，不宜运动。水肿消失、一般情况好转后，可起床活动。锻炼应在医生或教练的指导下进行，除需要做脉搏、呼吸、血压的监测外，也要注意不宜在饱食后进行、至少在饭后 2 小时运动为宜。天气过分炎热时也应停止锻炼，以免因大量出汗而脱水，导致肾功能恶化。

（杨枫）

3. 肾病综合征病人该如何选择合适的运动方式

　　各种传统体育运动各有特点，人们可以根据自身情况（如年龄、体质、职业等），实际需要和兴趣爱好而选择合适的方法，还可以根据不同的时间、地点、场合而选择适宜的项目。在运动量适当的情况下，所选项目不一定局限于某一种，可综合应用或交替穿插进行。肾病综合征病人进行体育锻炼时，需量力而行、循序渐进、持之以恒。选择的运动项目应以耐力运动和适量的肌力锻炼为主。耐力运动比如走路、健身慢跑、太极拳、气功，各种健身操以及中等强度的羽毛球或乒乓球活动等。增强肌力的运动比如持轻物(1 ~ 2.5 千克）做健身操，每次做1 ~ 2 套，每天做 2 ~ 3 次。也可做拉力器练习，根据自己的体力，由少到多，逐渐增加根数和次数。运动量：适合运动强度应该是中等偏小，即运动的心率达到 100 次 / 分钟为度，运动时间应控制在20 ~ 30 分钟。

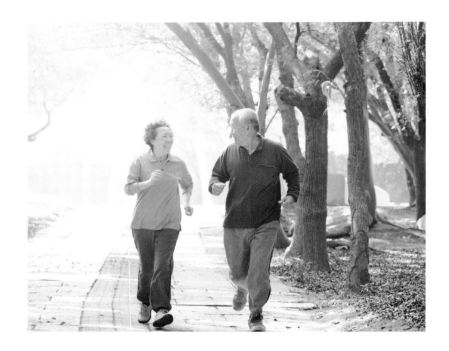

4. 肾病综合征病人运动锻炼需要注意哪些方面

①不宜在饱餐后进行，建议在饭后 2 小时运动为宜。②一般在室外进行，如遇气温骤变的恶劣天气，则应改在室内进行。③天气过分炎热时应停止锻炼，以免因大量出汗而脱水，导致肾功能恶化。④每次运动后不应有疲劳感，也不应影响食欲和睡眠。。

5. 肾病综合征病人在日常生活中应如何进行自我保健

肾病综合征病人每天练习一次，每次运动包括准备运动、训练活动和整理活动。准备活动 5 ~ 10 分钟，可做广播体操或能活动开身体的健身操。训练活动可以有两种方式，一种是持续训练法，如以健身慢跑为例，当活动后心率达到 100 次 / 分钟时，持续进行 10 ~ 15 分钟即可。另一种是间断训练法，可选 2 ~ 3 个项目为一组，例如既练慢跑、又练拉力器或太极拳，每一项练习 3 ~ 5 分钟后，休息 2 ~ 3 分钟，然后进行第二项或休息后再进行第三项，总的时间不宜超过 20 分钟。

6. 骑自行车或慢跑等有氧运动有助于降尿蛋白或降低血脂吗

有氧运动的目的在于增强心肺耐力。从运动形式上，可以选择有氧运动，如慢跑、步行、游泳、骑自行车等。运动的时间为每天至少半小时。如果想要达到降脂或减少脂肪的目的，就一定要保证足够的运动时间，强度可以保持在轻、中度，但至少应保持每次 30 ~ 40 分钟的运动时间。这是因为人体在运动的初始阶段，所消耗的能量只来自血糖的分解，而只有在运动了一段时间后，才开始消耗脂肪。上述运动不能降低蛋白尿，反而剧烈运动会加重肾脏负担，造成蛋白尿增加，有蛋白尿的情况下建议以快走或慢跑等缓和的有氧运动为主，运动时间不宜超过 1 小时，平时注意补充优质蛋白质，比如牛奶，蛋清等。

7. 锻炼可以帮助肾病综合征病人多摄入蛋白质吗

肾病综合征病人给予正常量 0.8 ~ 1.0g/kg·d 的优质蛋白（富含必需氨基酸的动物蛋白为主）饮食。热量要保证充分，每日每千克体重不应少于 120 ~ 150kJ。锻炼会消耗一定能量，但不能过多放宽蛋白质的摄入。

8. 肾病综合征病人脚轻度水肿时还可以进行体育锻炼吗

肾病病人凡有严重水肿、低蛋白血症者需卧床休息，不宜运动。水肿消失、一般情况好转后，可起床活动。轻度水肿可适当运动，如散步、骑车、太极拳等。并要在医生的指导下进行，尤其要注意运动与休息的关系，以免过度而加重疾病。

9. 肾病综合征病人运动会加重蛋白尿吗

肾病综合征病人在病情稳定期间进行适当的体育运动对疾病的康复是有好处的，比如散步、打太极拳、练气功等，不会加重蛋白尿。但应注意运动时间不宜太长，运动量不宜太剧烈，早晨及傍晚适合进行运动，避免在中午或阳光强烈的时候。同时还要注意自身的卫生，预防感染的发生。适当的运动有助于增强免疫力及肾病的治疗，不会加重蛋白尿。如果运动时间过长或剧烈运动，过度劳累，容易导致肾病综合征加重，蛋白尿亦会加重。如果持续发生蛋白尿，可加重肾脏的损害，导致肾病反复发作，肾功能恶化。

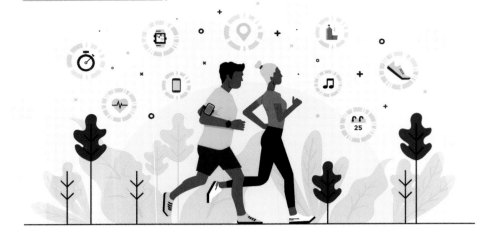

10.肾病综合征病人治疗期应如何保健

肾病综合征病人治疗期间的保健措施主要是：①保证足够的热量，蛋白摄入应以优质蛋白为宜。②注意休息：适当安排文娱活动。③保持皮肤清洁、干燥，避免擦伤和受压。④避免受凉，避免去人群拥挤场所。⑤注意观察尿量变化、及时减量或停用利尿药。⑥注意安全，预防摔伤、骨折。⑦卧床期间注意预防深静脉血栓。

11.肾病综合征病人恢复期怎么运动

当肾病综合征缓解后，应选择适合自己的运动方式，可选择一些有氧运动，也可选择一些轻运动，比如散步、慢跑、瑜伽、打太极拳等，但须注意掌握运动的时间和量，时间不宜太长，不超过半小时为宜，量不宜太剧烈，以早晨及傍晚为宜，切不可在中午或阳光强烈时锻炼。游泳虽是夏季运动的好项目，但由于游泳要消耗大量的体力，以及游泳池卫生得不到保证，肾病综合征病人可能不适合游泳，若病人身体允许的话，选择干净的游泳池适量游泳，亦不会造成什么不利的影响。因此，适量、合适的运动有助于肾病恢复期的康复。

12.肾病综合征病人运动时饮食应如何调整

正在用激素治疗的病人，在饮食上注意以下几点：①在保证蛋白质摄入的同时要控制进食量及减少摄入高脂肪高热量的食物，选用优质蛋白质（如乳、蛋、瘦肉等）以提供足量的氨基酸。注意控制体重。适当参加体育锻炼，改善体质，控制体重，在降低副作用发生的同时也有利于病情的治疗和后期康复。锻炼时根据病情和自身情况而定，以不劳累为主，以轻松有氧运动为主。②根据尿量及水肿情况，调节钠、钾及水的摄入。原则上应限钠补钾。凡有水肿、高血压等情况，都应严格忌盐，而且不是单一食盐（主要成分是氯化钠不能吃，连含钠的食物，如用苏打或老碱做的馒头、面条都应尽量少吃或不吃）。在低盐饮食的情况下，进水量可以不一定限制，但在有严重水肿而小便又很少，甚至无尿者，控制进水量在500ml左右，以免水肿加重及其他并发症发生。24小时尿量大于1000ml且无明显水肿者可以低盐饮食。③微量元素的补充：肾病综合征病人容易丢失与蛋白结合的某些微量元素及激素，致使人体钙、镁、锌，及铁等元素缺乏，应给予适当补充，一般可进食含维生素及微量元素丰富的蔬菜、水果、杂粮等予以补充。

13. 运动对肾病激素治疗引起的肥胖有帮助吗

对于肾病激素治疗引起的肥胖，坚持运动配合适当的控制饮食可以逐步减肥。多跑跑步，练练健美操，做做仰卧起坐等。养成良好的饮食习惯，合理分配三餐，早餐要吃好，午餐要吃饱，晚餐吃少，睡觉前尽量不吃或者少吃东西。少吃油腻和高脂肪食物。多吃水果、蔬菜，多喝水，保持均衡的营养。坚持这样做，肥胖就有机会逐步改善。

14. 肾病综合征病人运动时应该如何补充液体

肾病综合征病人运动时要注意补充足够的液体，避免脱水。补充液体要注意限钠补钾，如果低钠血症存在，液体摄入需限制，如大量尿液出现和水肿消退，钠摄入限制可放松。观察尿量的变化，尿色的变化。必要时运动后监测血电解质、血清蛋白的情况，以指导补液等。

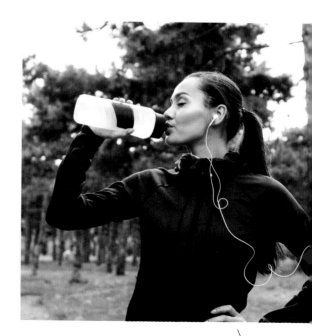

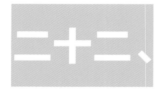

肾病综合征病人与中医保健

1. 肾病综合征病人除了中药治疗外，中医还有哪些治疗方法

肾病综合征病人还可采用中医外治法进行辅助治疗，如：中药足浴法、穴位敷贴法、针灸疗法、穴位注射疗法、中药离子导入法、氦氖激光穴位照射法等。需要注意的是，不同病人病情各不相同，因此，病人需在医生的指导下，选择适合自己的治疗方法，以获得最佳疗效。

2. 肾病综合征病人的中医饮食调理应注意什么？其中药药膳有哪些

中医学有"食药同源""食药同治"的理论，饮食调理对肾病综合征的治疗具有重要意义。中医学强调"辨证施食"，因此病人应在医生的指导下选择适合自身体质的饮食及药膳进行调理，如：①脾肾气虚型：宜食用益气健脾补肾之药膳，如太子参、山药、薏苡仁、莲子、扁豆、芡实等，忌蛋黄、鱼子及动物内脏。

②脾肾阳虚型：宜食用补肾温阳健脾之药膳，如紫河车、淫羊藿、杜仲、鹿茸、羊肉、狗肉等，忌生冷苦寒之品，如苦瓜、冬瓜等。③肝肾阴虚型：宜食用滋阴补肝肾之药膳，可选用酸甘养阴及少量血肉有情之品如百合、沙参、玉竹、黄精、麦冬、枸杞子、龟甲、鳖甲、水鸭等，忌温热、辛辣、香燥之品，如葱、酒、羊肉、狗肉。④阴阳两虚型，宜食用阴阳双补之药膳，如冬虫夏草、枸杞子、羊肉、狗肉等，忌辛寒之品，如夏枯草、玄参、麦冬等。另外，病人应注意全面膳食，合理搭配，饮食有节，定时定量，因人择食，因时择食。

3. 中医认为肾病综合征病人有哪些养生方法？如何顺应四时养生？需注意哪些

肾病综合征病人的养生方法有如下五个方面：①起居有常。病人应养成规律的生活习惯，注意劳逸结合、劳逸适度，养成科学的睡眠习惯，衣着相宜，适时增减，保持二便通畅等。②饮食护理与药膳调理：病人应在医生的指导下选择适合自身体质的饮

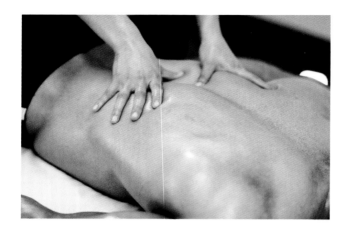

食及药膳进行调理。③情志调摄：病人应清净养神，少私寡欲，乐观开朗，淡泊宁静，保持心态平衡，犹忌过思伤脾，惊恐伤肾，大怒伤肝。④传统按摩与针灸推拿：病人可进行自我推拿按摩，如揉腹、梳头皮、按涌泉穴、捻委中穴、搓肾俞穴等。⑤适当运动，在保证充足休息和睡眠的基础上，病人可选择散步、打太极拳、做保健操等运动。

病人应顺应四时气候变化来调整自己的生命活动，春季应早卧早起，避免吹风，可适当运动，切忌劳累过度伤气；夏季应晚睡早起，注意防暑，防止湿气过重伤脾，可食用一些健脾化湿的食物；秋季应早卧早起，防燥邪伤阴，可在餐后或睡前欣赏优美音乐以放松紧张情绪；冬季应早睡晚起，注意防寒，勤晒太阳以温阳补气，慎房事以防阳气更虚。

4. 如何应用中药来预防肾病综合征病人的感染问题

中药在肾病综合征感染的预防及控制中可发挥一定作用，中药如黄芪、人参、山药、扁豆、巴戟天、淫羊藿、杜仲、续断、菟丝子、冬虫夏草等，或方剂如玉屏风散、四君子汤等，可益气健脾，温阳补肾，通过增强和调节机体免疫力，起到预防感染的作用；中药如蒲公英、紫花地丁、连翘、白花蛇舌草、半枝莲、生地、黄柏、知母等可控制感染。因此肾病综合征病人在常规西药治疗的基础上配合中药内服，能够扶正祛邪，预防及控制感染，降低激素副作用。

5. 肾病综合征病人能否做针灸

肾病综合征病人可以做针灸治疗。医生根据病人的病情，选择适合的针灸治法及穴位施治，能够提高机体免疫力，降低激素副作用，减少并发症。但病人必须在医生的指导下，明确自己是否适合接受针灸治疗，以防发生不良后果。

6. 肾病综合征病人水肿时的中医调理

从中医角度看，水肿是因肾阳不足、水湿泛滥周身所致，因此益气温阳补肾对消除水肿具有重要意义。病人可通过内服补肾利湿消肿的中药，同时用艾条艾灸肾俞穴，还可配合食用药膳，如：赤小豆黄芪粥、瓜皮茯苓粥、扁豆薏苡仁粥、芡实山药粥等，以增强疗效。

7. 肾病综合征病人大量蛋白尿的中医调养

病人出现大量蛋白尿时，常处于蛋白质负平衡及营养不良的状态，中医认为"脾胃为后天之本"，病人可通过内服健脾补肾的中药，同时配合饮食及药膳调理，如：芡实茯苓粥、扁豆山药粥等减少蛋白尿，还可针刺脾俞、胃俞或自我按摩足三里等健脾和胃的穴位，或于脊柱两旁腧穴及涌泉穴做按摩或艾灸，以提高脏腑功能，补益阴阳，增强抗病能力，减少蛋白尿。同时大量的研究表明，当归补血汤能够调节免疫，提高血清白蛋白。

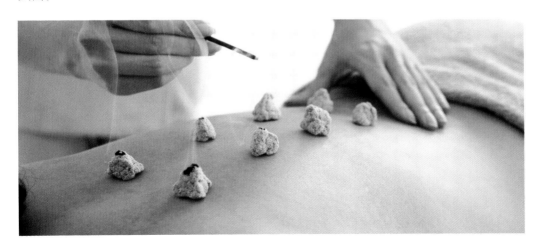

8. 肾病综合征病人尿蛋白转阴后的中医调理

病人尿蛋白转阴后,应注意慎起居,节饮食,调情志,坚持内服中药,可配合按摩足三里穴、肾俞等穴位,并进行适当运动,如步行锻炼、打太极拳或八段锦等,以增强自身免疫力,以防蛋白尿再次出现。

9. 肾病综合征病人严重水肿时,有哪些中医外治方法?如何辨证治疗

严重水肿的病人可采用中药足浴法、穴位敷贴法、艾灸法等外治法减轻水肿。严重水肿的常见中医证型有:①水湿浸渍型:此型以全身水肿,按之没指为特点,常伴纳呆、身重、乏力等。②脾肾阳虚型:此型以全身水肿,腰以下肿甚为特点,伴畏寒,脘腹胀满,神疲乏力,纳差便溏,尿少等。③肝肾阴虚型:此型以面部及下肢皆肿为特点,常伴口渴欲饮,口苦纳呆,大便干,手足心热等。④瘀水互结型:此型以四肢或全身水肿,久治不愈为特点,常伴皮肤瘀斑,腰部刺痛,血尿等。病人应留意自己的水肿部位、肿势变化及其他伴随症状等,并于就诊时告知医生,医生通过望闻问切辨明病人的证型后方可予以治疗。

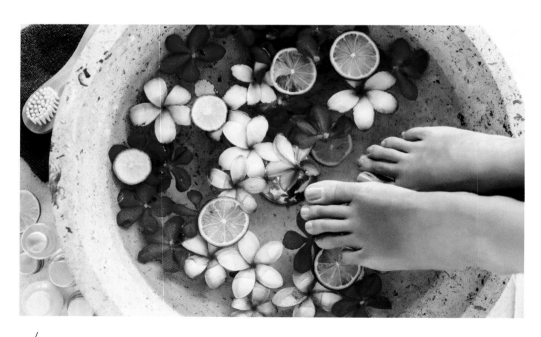

10. 肾病综合征病人大量蛋白尿时，有哪些中医外治方法？如何辩证治疗

（1）外治法。①足穴按摩。依次按摩肾脏区、肾上腺、输尿管、膀胱、垂体、心脏、小肠区，每个穴位 40 分钟。疗程根据病情调整。②穴位贴敷。根据临床选用温肾利水、行气活血化瘀类中药敷剂外敷肾俞、涌泉、神阙穴，降低尿蛋白、减少激素的副作用。③穴位注射疗法：用免疫调节剂穴位注射，肺肾气虚选三阴交，脾肾阳虚选足三里。④中药足浴法：需注意温度适宜，以微出汗为宜，空腹时不宜足浴，饭后 30 分钟内不宜。其他还有穴位埋线、温针灸、中药离子导入、中药灌肠、中药熏洗加穴位按摩等。

（2）辨证治疗。留意出现蛋白尿的诱因（如疲劳、受凉、腹泻等）、伴随症状（口干、口苦、咽痛、怕冷、水肿部位及发生速度、胃口、睡眠、出汗、尿量、腰腿酸痛、大小便情况、舌脉），定期复查尿常规、尿蛋白定量、肝肾功，提供以上信息给医生，以便辨证治疗。勿自行服偏方，避免损害肝肾。

11. 对于肾病综合征病人，能否拔火罐治疗

选用适当穴位拔火罐，可减轻肾病综合征病人神疲乏力、水肿、小便不利、腰部酸痛等症状，但治疗作用有限，需与药物治疗、饮食调理、起居等配合应用。建议到正规医疗场所治疗，避开拔罐禁忌证（如皮肤过敏、破溃、水肿及大血管分布部位、容易出血者）。

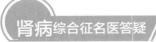

12. 中医有哪些方法能够积极预防肾病综合征病人的复发

（1）肾病综合征病人因低蛋白血症，或使用免疫抑制剂，抗感染能力低下，易致反复感染，使肾病反复。因此提高免疫力，控制感染可预防复发，具体如下：①服玉屏风散以益气固表，预防感冒。②足穴按摩。先揉搓足底5分钟，再点按法重点涌泉穴5分钟，推揉刺激太冲穴5分钟，最后擦足心，以足心发热为度，时间约5分钟，每日1次。按摩有助于补肾益气，提高机体免疫力。③选用补益脾肾活血的中药敷贴，于冬季"三九"时外敷神阙、关元、涌泉、三阴交、足三里，提高免疫力。④针灸相关穴位亦可提高免疫力。

（2）对于伴有呼吸道及泌尿道感染，可在辨证基础上加用板蓝根、金银花、连翘、野菊花、黄连、黄芩、鱼腥草等清热解毒药。

（3）使用激素者在减量过程中若出现反跳现象，可配合中药辨证治疗

13. 从中医角度出发，肾病综合征病人锻炼应该注意什么

肾病综合征病人辨证可有阳虚、血瘀、气滞、湿浊等，"虚邪贼风，避之有时"，锻炼时应避开清晨、寒冷天气、烈日，宜选温度适宜的早晨及傍晚，避开空气不好的环境，避开潮湿环境，如游泳运动就不推荐。运动后需克制饮食，不可用冰激凌、冷饮等寒凉物解渴；运动宜适度，避免消耗大量体力，以达到不过度耗伤正气、阳气，又能够舒展气机，减少瘀阻，利于水湿运化。活动后感疲乏，应及时卧床休息。肾病综合征病人适宜的运动如打太极、散步。

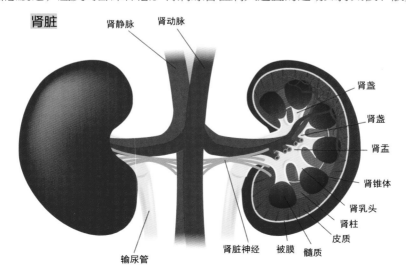

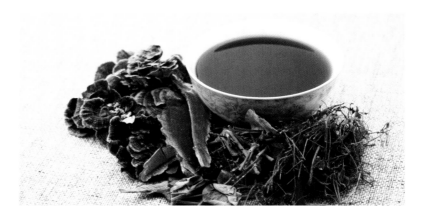

14. 肾病综合征是否等同于肾虚？滥用补肾药物及食物是否正确

两者不等同。肾病综合征辨证除肾虚，还有湿热内蕴、水湿浸滞、脾虚湿困、风水相搏。对于实证，滥用补肾药物及食物对病情没好处，甚至影响邪气的驱除。

15. 肾病综合征病人中药应用中有何注意事项？哪些中药不适合肾病综合病人使用

首先要辨证，不自行服用偏方、中成药；应用凉药时可能影响脾胃，应注意自己的胃口改变、有无腹痛、腹泻等；不可一个方子蛮吃1～2个月，要定期复诊，在医生指导下调整用药。不宜肾病使用的中药有关木通、苍耳子、全蝎、山慈菇、雷公藤、昆明山海棠、腊梅根、安宫牛黄丸等。

16. 六味地黄丸与金匮肾气丸对于治疗肾病综合征有没有作用？什么时候可以吃

服用中药或中成药，均需辨证论治。六味地黄丸适用于肝肾阴虚证；金匮肾气丸可温阳补肾，利水消肿，对于肾阳衰微引起的水肿可用。建议就诊辨证后使用。

二十三、肾病综合征病人与护理

1. 肾病综合征病人如何记 24 小时出入量，有何意义

记 24 小时所有出量和入量的时间一般应从第一天早上 6:00 到次日早上 6:00，方法具体包括以下两个方面。

（1）出量测量方法：①尿量用有刻度的尿壶直接量取。②尿失禁的人用尿不湿称重的方式将增加的重量换算成尿量。③粪便量 100 ~ 300g 含液体量约 150ml。④各种胸腹腔、胃肠减压液量用量杯量并做好记录。⑤汗液可以通过称重法（如出汗一身衣裤约失水 1000ml），呕吐和咯血可以用量杯等。

（2）入量测量方法：①常用食物含水量（饭、菜、水果等）= 食物重量 ×0.75。②饮水、牛奶或各种口服水剂药物用有刻度的专用容器测量。③输液、输血、静脉或肠道营养治疗时的液体输注量。

肾病综合征病人准确记录 24 小时出入量有助于医师判断有效容量、防止水钠潴留，可以了解病情变化，制定治疗方案，尤其为利尿剂使用等提供参考依据。

（王菊英）

2. 肾病综合征高度浮肿病人如何做好皮肤护理

肾病综合征病人高度水肿时，由于皮肤变薄，弹性变差，张力增加，血液循环不足，容易继发感染，加强皮肤的护理尤为重要：①保持床铺整洁、干燥，穿宽松柔软吸汗的全棉衣物。②要注意皮肤清洁，每天用温水擦洗，擦时不要太用力，避免使用刺激性清洁用品。③若大小便失禁、出汗及分泌物多时，要勤换内衣裤，特别是会阴部卫生。④若长期卧床，要注意勤翻身，每2小时一次，防止压疮的发生。⑤若有阴囊水肿，尽量多卧床休息，可在阴囊下置毛巾或棉垫托起阴囊，给予减压。⑥尽量避免经皮穿刺，若穿刺后应注意按压时间要延长，以防外渗。

3. 从护理的角度，如何预防肾病综合征病人并发感染

预防肾病综合征病人并发感染的护理措施：①注意口腔卫生，早晚刷牙，饭后漱口。口腔黏膜炎症、溃疡及牙龈疾病时要积极治疗。②保持皮肤清洁干燥，勤洗手，不留长指甲，清洗会阴的毛巾要单独使用，内衣裤不要和外套袜子一起洗。③加强保暖防

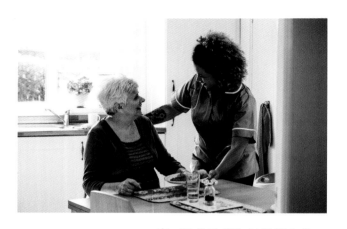

寒。随着季节和气候等变化，及时增减衣物，夏季开空调时，室内外温差不宜超过6℃。④避免去人多等公共场合。外出时尽量佩戴口罩。⑤水肿时应选择宽松全棉内衣，舒适松口软布鞋。如皮肤有破损，要做好清洁和消毒。⑥合理饮食，尽量选用优质蛋白，如鸡蛋、牛奶、鱼、瘦肉等。⑦适量运动，增强自身等免疫力。如慢跑、步行、跳绳、骑自行车、打太极拳等。

4. 肾病综合征病人接受肾穿前护理方面应做好哪些准备工作

肾脏穿刺活检术是临床常见的一种检查手段，肾穿前应准备以下7个方面：

①了解肾穿刺活检术的意义，以及术中如何配合，消除紧张恐惧心理。②术前1天应进行沐浴，清洁身体，穿着以宽松干净为宜。③行俯卧位时吸气末屏气训练。④前2天开始训练床上大小便，以避免术后不习惯在床上大小便而引起的不良反应。⑤术前1周遵医嘱停用活血化瘀药物。⑥饮食上应注意少量多餐，避免食之过饱。⑦阅读术前说明，了解可能出现的并发症，同时签署"肾脏穿刺活检同意书"。

5. 肾病综合征病人肾穿刺术后如何观察和护理

①肾穿刺术后需要严格卧床24小时，要多喝水勤排尿。②绝对卧床6个小时后尿液颜色正常且在医务人员的指导下可以适当的翻身。③做完肾穿刺后要观察尿液的颜色，留取尿液，检查尿液中红细胞的数量。④肾穿刺术卧床24小时后起床时宜遵守三个半小时"抬高床头半小时，坐起半小时，两条

腿垂在床边半小时"原则，最后再下床活动，以避免出现体位性低血压，发生晕倒危险。⑤肾穿刺术后第二天应坐轮椅前往彩超室行肾脏部位彩超检查，观察有无血肿情况，此项检查无需空腹、憋尿。⑥肾穿刺术后3个月内尽量避免重体力、剧烈运动，注意休息。⑦有不适时，如腰部胀痛等症状，要及时告知医务人员，必要时行床边彩超检查。

6. 肾病综合征的病人插导尿管后如何护理

肾病综合征的病人插导尿管应注意以下6个方面：①保持导尿管固定通畅，避免引流管受压，扭曲、阻塞、牵拉。②每周定时更换集尿袋，集尿袋位置不可高于耻骨联合，一般低于身体下30cm左右，防止尿液逆行感染。③注意观察小便颜色，若浑浊，沉淀、结晶时应及时报告医生，可进行膀胱冲洗等治疗。④进行膀胱功能训练，每日定时将导尿管夹闭，每3～4h松管一次，反复进行。⑤应注意控制尿液速度及量，切勿一次性放太多太快，每次尿液以不超过800 ml为宜。⑥尿道口易受粪便以及分泌物的污染，应每天清洗外阴，清洁尿道口。⑦注意记录尿的颜色及量，24小时正常尿量为1500～2000ml，多尿：24小时大于2500ml，少尿：24小时小于400ml，无尿：24小时小于100ml。

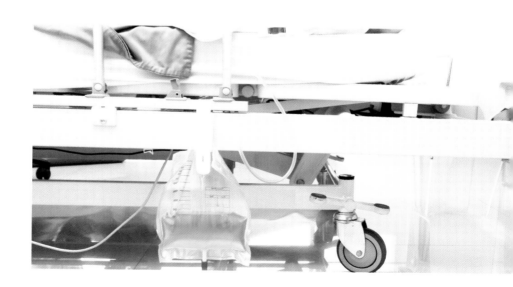

7. 肾病综合征病人尿量增多，超过 2000ml/d，应注意什么

正常人尿量一天尿量一般 1000 ～ 2000ml/d，平均为 1500ml。超过 2000ml，要注重以下 4 个方面：①要及时补充水分，入水量 = 前一天的尿量 +500ml，尿量正常的可以正常喝水。②及时复查检查电解质，特别是钾和钠的变化，如有减少及时补充含钾和钠的食物，避免造成电解质紊乱。可多食含钾高的水果（香蕉、橙子、西瓜等）和富含有钾的食物（紫菜、土豆、木耳、香菇等）。③住院期间应每日记录尿量，尿量超过 2500ml，应及时告知医务人员。④停用利尿剂。

8. 肾病综合征病人应该如何配合护士留好血及尿标本

①于抽血的前一天晚上 20:00 开始禁食，20:00 开始禁水。②尿标本应留取清晨的第一次尿，为了避免污染应留取排尿中间的小便。③留取的尿标本 2 小时内送检验，这样可以使尿中的成分不被破坏。④女性病人应避开月经期，月经前后一周均会影响检查结果。⑤留尿检查的前一晚 8:00 以后不要再饮水，避免尿液被稀释。

9. 肾病综合征病人出现肺出血的护理

①出现咯血，立即静卧于床，头偏向一侧，有血就咯出，不要咽下。②要保持情绪平稳，紧张不安或大喊大叫等不利于止血。应积极配合治疗，听从医生护士的指导。③避免不必要的交谈，一般静卧休息能减少出血量，使咯血自行停止。④大咯血时应绝对卧床休息，减少翻动，取患侧卧位，有利于通气，防止窒息。⑤禁食，咯血停止后可进食少量温凉流质或半流质饮食，少量多餐，

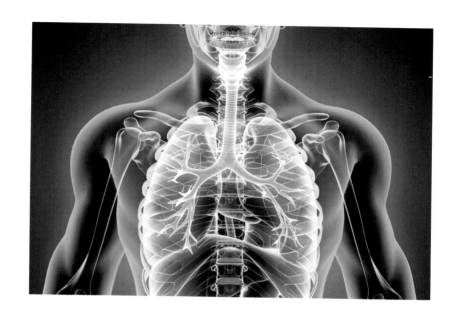

以补充机体的消耗,增强抵抗力。⑥做好口腔护理,一般在晨起、餐后、睡觉前用复方硼酸液漱口,清洁口腔,去除口臭,减少呼吸道感染,也可促进食欲。⑦房间温度、湿度要适宜。温度在 18 ～ 22℃,湿度在 60% 左右。⑧注意生命体征监测,尤其氧饱和度,观察咯血的颜色和量,并记录。

10. 肾病综合征水肿病人能用热水袋吗

肾病综合征水肿的病人由于水肿,皮肤末梢对冷、热痛等刺激不敏感,末梢循环差,皮肤抵抗力下降易被摩擦引起破溃,所以高度水肿时禁用热水袋以免烫伤,冬天非常需要使用时应特别注意皮肤的护理:①使用热水袋时一定要用棉布或毛巾包裹,温度小于 60℃,灌水 1/3 满,以防烫伤。②经常检查,更换位置,查看局部皮肤有无变红,对变红皮肤可局部涂抹凡士林保护皮肤。③经常检查热水袋有无破损有无漏水。④有瘢痕、外伤者不应将热水袋放置在外伤处。⑤如需持续使用热水袋,应及时更换热水。

11. 肾病综合征的病人焦虑和失眠该如何护理

①换个相对舒适、安全的环境，让自己彻底放松下来，深呼吸，或者选择听一些轻柔的音乐，使自己处于放空状态。②运动疗法，通过运动（如慢跑等）或相对做自己感兴趣的方式来解压，有效的缓解自己的焦虑等负面情绪。③学会与朋友或家人倾诉，宣泄心中的烦恼，得到他们的陪伴和安慰，已减少心理烦恼。④调节睡眠，晚上尽量10点入睡，制造良好的睡眠氛围，最好选择木板床，枕头高度最好应为 6～9cm。⑤饮食调节，可以吃一些有助于睡眠的食物，有百合、莲子、大枣、藕粉、桑葚等，这些食物具有宁心安神的效果。⑥在医师指导下服用安神药物或抗焦虑药物。

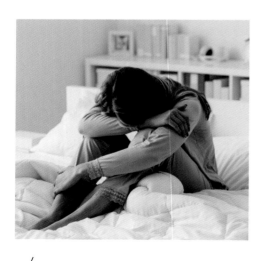

12. 肾病综合征病人服用利尿药时护理上如何指导

肾病综合征病人服用利尿药时护理上要做好以下6个方面的指导：①利尿药宜在饭后服用，可减少胃肠道反应。②长期服药不宜突然停用，应在停药时逐渐减量，防止疾病反跳和水钠潴留。③定期检查电解质情况，防止发生血钾过低或过高，如长期服用排钾利尿药需适当补充钾盐，也可以和留钾利尿药小剂量联合用药。④如发生腹泻时，利尿药不宜使用，会加重血液黏度，容易形成血栓。⑤准确记录24小时出入量，入量包括饮水、摄入的食物及水果的含量水。出量包括尿量、大便、呕吐物、抽出的胸腹水量等。⑥大量腹水的病人应定期监测腹围、体重变化观察腹水消长情况，适时调整利尿药剂量，注意腹水消退不宜过快。

13. 肾病综合征病人鼻饲饮食要注意哪些事项

肾病综合征病人鼻饲饮食应注意以下8个方面：①每次灌食前应检查胃管有无脱出、松动或盘于口腔。②开始喂饲时鼻饲量应少，以清淡为主，以后逐渐增多，鼻饲食物有米汤、豆浆、牛奶、果汁及匀浆饮食（肉蛋类、蔬菜加水或汤搅拌过滤而成。③每次灌入量包括水在内为 200 ～ 300ml，每日 4 ～ 5 次，每次间隔 3 小时以上，及时记录，防止过量喂食。④鼻饲者需用药物时，应将药物研碎、溶解后灌入，灌入前后要用温开水冲管。⑤食物温度为 38 ～ 40℃，鼻饲食物温度过高或过低，可能烫伤或冻伤黏膜。⑥鼻饲时要保证餐具清洁，纱布及注射器应每日更换一次。⑦每天应进行口腔护理，保持口腔清洁，防止口腔感染。⑧每次抽吸食物是要反折胃管，防止食物反流。喂食后反折用纱布包裹好。

14. 肾病综合征病人出现严重低钠血症时，补钠时要注意哪些问题

肾病综合征病人出现严重低钠血症时，补钠时要注意以下 6 个方面：①严格控制补钠的量和浓度，补钠量根据公式：缺钠量（mmol/L）=［正常血钠（mmol/L）－实测血钠（mmol/L）］× 体重（kg）×0.6（女性 0.5），每日量以实际缺钠量的 1/3 ～ 1/2、补钠速度以每小时血钠浓度升高不超过 0.5mmol/L 为宜，以免造成脱髓鞘改变。第一个 24 小时血钠升高应控制在 8 ～ 12mmol/L，48 小时内血钠升高应控制在 20 ～ 25mmol/L。每次静脉输液补钠速度控制在 15 ～ 20 滴 / 分钟。②口服补钠盐，饮水量可按 100ml/1g 钠盐补充。③注意卧床休息，可抬高床头 20 ～ 30 度为宜。④观察精神状态是否正常，有无意识模糊、检查生命体征、食欲是否减退等。⑤准确记录 24h 尿量，若尿量 24 小时超过 2000ml 或每小时 250ml 并连续 2 ～ 3 小时，应告知医务人员，及时调整方案。⑥补液期间应定期复查血钠等变化及时调整补钠处方。

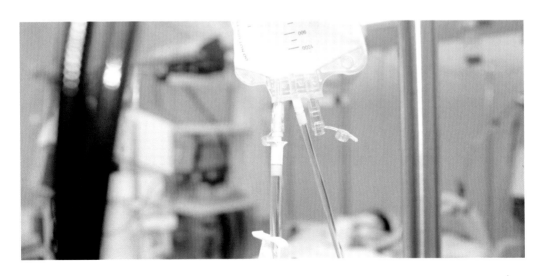

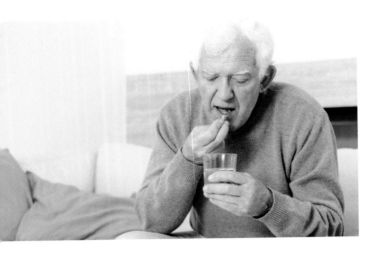

血液透析时，应注意在血液透析后服用。⑥激素：泼尼松、泼尼松龙或甲泼尼龙片，晨起 7 ～ 8 点空腹服用，以减少对体内垂体－肾上腺轴的抑制作用。

16. 肾病综合征如何预防褥疮

①经常变换卧位，间接性接触局部组织承受的压力，翻身的时间每 1 ～ 2 个小时一次，翻身角度以 30 度为宜，可用垫子固定身体。②避免局部长期受压，保护骨隆突处和支撑身体空隙处，可采用软枕或表面产品垫与身体空隙处。③避免潮湿环境，始终保持皮肤和床单位的清洁干燥，不得使用肥皂和含乙醇的清洁用品。④改善营养状况，要提供优质蛋白（如：鱼、蛋、瘦肉等）、高热量、低脂、高膳食纤维、低盐饮食。⑤每天晨起和临睡前，检查身体皮肤情况，发现如皮肤发红压之不退色、起水疱等情况应给予对症处置。

15. 肾病综合征病人哪些药物需要空腹服用

肾病综合征病人需要空腹服用的药物有：①常用胃药类：奥美拉唑、克拉霉素、多潘立酮（吗丁啉）、莫沙必利等。②免疫制剂类药物：他克莫司（普乐可复）、环孢素、来氟米特等，建议空腹或者至少在餐前 1 小时或餐后 2 ～ 3 小时服用。③降压类药：卡托普利片，胃中食物可使本品吸收减少 30% ～ 40%，故宜在餐前 1 小时服药。④常用降糖类药物：瑞格列奈片（诺和龙）。⑤抗乙肝病毒类药物：恩替卡韦胶囊。空腹服用，接受

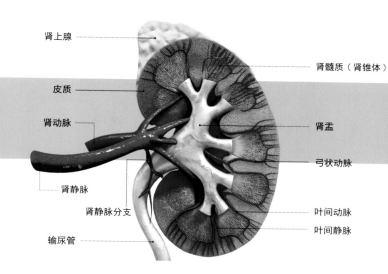

肾上腺
肾髓质（肾锥体）
皮质
肾动脉
肾盂
弓状动脉
肾静脉
肾静脉分支
叶间动脉
输尿管
叶间静脉

17. 女性肾病综合征的病人如何进行会阴部卫生护理

①选择专用盆和软毛巾，用温水清洗，有条件者选择淋浴。如有瘙痒的，注意不要抓挠会阴部，以防皮肤破溃，发生感染。②若有水肿并卧床休息的，可以选择温水清洗，但不能重复使用，以防发生感染。③勤换内裤，并选择适宜宽松透气的内裤。最好是全棉的内裤。④内裤要与其他衣物分开洗，并且在阳光下暴晒。⑤便后及时将会阴部擦拭干净，并选择合格的清洁的卫生纸。⑥使用正确的擦拭方式，由尿道、阴道、肛门，从前往后擦拭。⑦经期期间常换卫生巾，并选择透气较好的。⑧会阴部如有不适（瘙痒、疼痛等），请及时就医。

18. 肾病综合征病人静脉输液时发现局部肿胀该怎么办

①小范围外渗：立即更换注射部位，可以用热敷（温度高于体温即可，40～50℃为最佳），或用95%酒精持续湿敷，50%硫酸镁湿敷。②大范围外渗：一般在药液外渗的48小时内，应抬高受累部位，局部制动，以促进局部外渗药物的吸收。用50%硫酸镁或95%酒精持续湿敷，局部封闭，也可以用马铃薯、生姜切片后外敷。③化疗药物外渗（如：环磷酰胺）：应立即停止滴入，不可用手用力按压揉搓，应立即抽吸针头及血管内的药物，再用生理盐水推注加以稀释，并局部冷敷，以防止局部肿痛、肿胀、坏死。④药物外渗引起局部水疱：水疱小，未破溃的尽量不要刺破，可用碘伏外涂；水疱大的呼叫护士用碘伏消毒后用无菌注射器抽取水疱里的渗出液，再用碘伏外涂。

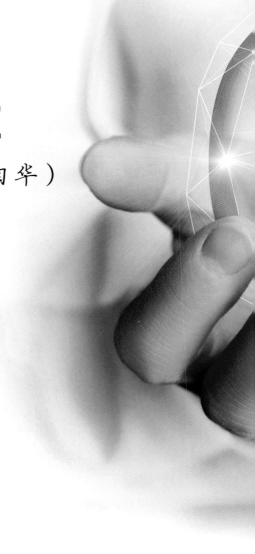

PART 7

儿童肾病综合征
保健与护理 （余自华）

肾病综合征分为先天性、继
发性和原发性三种类型。

肾病综合征宝宝饮食上是很有讲究的，
限制水及钠盐，摄入适量优质蛋白。

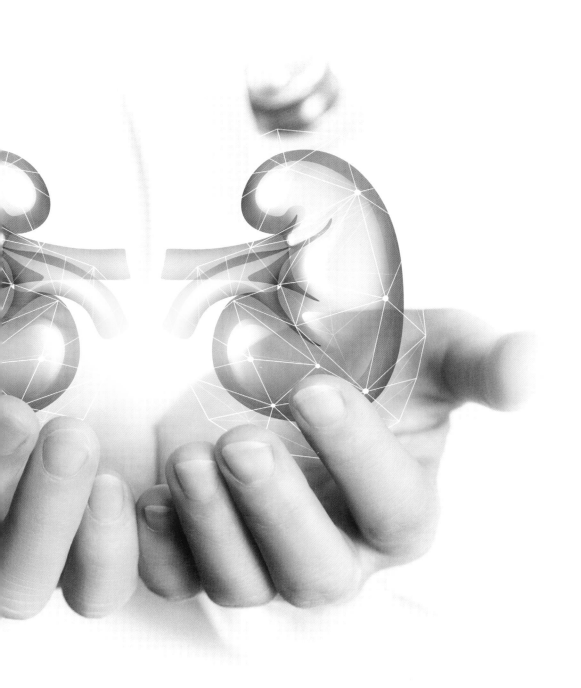

1. 孩子为什么会得肾病综合征

肾病综合征分为先天性、继发性和原发性三种类型。先天性肾病综合征是指生后3个月内就得了肾病综合征；继发性肾病综合征，是由于继发因素引起的，比如急性肾小球肾炎、过敏性紫癜、系统性红斑狼疮、乙型肝炎病毒相关性肾炎、IgA肾病等；而原发性肾病综合征，目前病因并不清楚，可能与免疫紊乱、遗传（基因突变）等因素有关。

2. 家里没有肾病病人，为什么孩子得了肾病综合征

原发性肾病综合征的病因可能与免疫紊乱、遗传（基因突变）因素有关。家族中没有人得肾病，只能说孩子得肾病综合征的原因是遗传因素的可能性小。大部分原发性肾病综合征可能都是由于免疫紊乱所导致的。

3. 肾病综合征会不会传染

肾病综合征不是传染性疾病，没有传染性，在人群中不会传播。所以，和患有肾病综合征的孩子生活在一起，完全不用担心。

4. 肾病综合征宝宝需要做肾穿刺检查吗

并不是所有的肾病综合征宝宝都需要做肾穿刺检查，但如果出现以下情形，建议做肾穿刺检查。①对激素治疗耐药（经过足量糖皮质激素治疗4周后尿蛋白没有消失）或频繁复发（肾病复发是指连续3天尿蛋白从阴性变为3+或4+，频繁复发是指病程中半年内复发≥2次或1年内复发≥4次）或激素依赖（对激素敏感，但连续两次减量或停药2周内复发者）。②肾病综合征宝宝存在血尿、高血压、血中补体C3降低、急性肾损伤。③属于继发性肾病综合征。

5. 肾病综合征患儿需要做基因检测吗

肾病综合征患儿出现以下任何一项，其病可能为遗传因素，需要进行基因检测：①对激素和免疫抑制剂均耐药。②对激素耐药且肾功能不全。

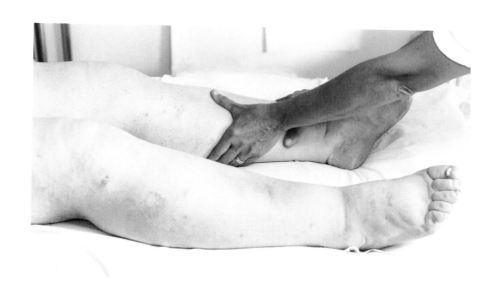

6. 肾病综合征水肿多久能消

肾病综合征水肿消退的时间取决于患儿对激素的敏感性，可能 1 周内水肿消退，也可能 1 月以后水肿消退。如果属于激素敏感型肾病综合征，水肿消退相对会快一些；如果属于激素耐药型肾病综合征，水肿消退相对会慢一些。

7. 肾病综合征宝宝水肿严重，为什么不利尿

肾病综合征宝宝明显水肿，是因为血管中的液体跑到血管外去了，血管中的血容量减少，容易导致低血容量。此时不仅不应该利尿，反而需要输液以补充血容量，以预防低血容量的发生。

8. 儿童肾病综合征一定要用激素吗

原发性肾病综合征儿童一旦确诊，应该尽早使用糖皮质激素，首选泼尼松治疗。

9.儿童肾病综合征使用激素治疗，一般多久起效？激素要用多久

如果是激素敏感型肾病综合征，大多在使用激素2周内开始起效；如果是激素耐药型肾病综合征，激素起效时间将会明显延长，甚至不会起效。初发肾病综合征激素（泼尼松）治疗的总时间是9～12个月。如果在治疗期间出现复发，则使用激素的时间就会延长。复发次数越多，激素使用时间越长。

10.为什么肾病综合征宝宝尿量少、水肿严重

肾病综合征宝宝出现水肿的原因主要是因为血中的白蛋白降低，导致血管中的液体从血管内跑到血管外去了，这样血管中的血容量减少，进入到肾脏中的血容量也减少，自然就出现了尿量减少。当白蛋白低于25g/L时，液体在组织间隙中滞留，宝宝会出现眼睑、颜面、下肢等部位的水肿；当白蛋白低于15g/L时，就会出现胸腔积液或腹腔积液。

11.肾病综合征儿童激素能和其他药一起吃吗

激素与非甾体类消炎药、乙酰氨基酚、两性霉素B、阿托品、胰岛素、强心苷、排钾利尿药、麻黄碱、异烟肼、水杨酸盐等药物合用，可产生相互作用。而肾病综合征儿童除使用激素外，还必须服用维生素D_3、钙剂、双嘧达莫片、护胃药如复方氢氧化铝片等，这些药物均不会与激素产生相互作用。当出现各种感染性疾病时，服用头孢类抗生素、青霉素类抗生素等，也不会与激素产生相互作用。

12.用激素治疗效果不明显的肾病综合征患儿该怎么办

当应用激素治疗肾病综合征患儿效果不明显，即激素耐药、激素依赖或频繁复发时，单纯的激素治疗已很难控制病情。此时，在使用激素的基础上加用免疫抑制剂，如环孢素A、他克莫司、环磷酰胺等，以达到控制病情的目的。

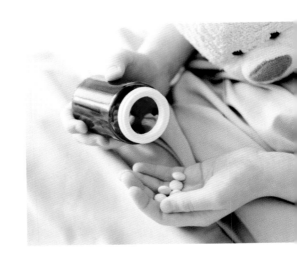

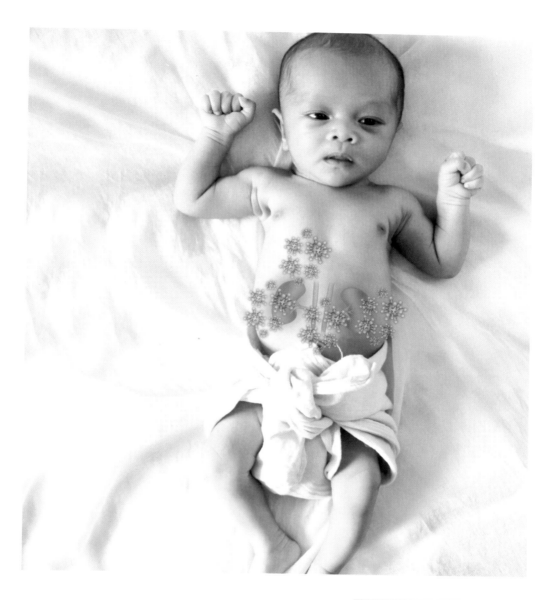

维生素D₃、钙剂、双嘧达莫片、复方氢氧化铝、头孢类抗生素、青霉素类抗生素等也不会与激素产生相互作用。

13. 听说中药能够治愈肾病综合征，该不该停用激素去吃中药呢

无论是西医还是中医，治疗肾病综合征最基础的药物是激素，单纯的中药制剂是无法彻底治愈肾病综合征的。可以中西医结合治疗，但不应停药激素而去吃中药。

14. 肾病综合征患儿的病情为什么经常复发？如何预防复发

大约 66% 的微小病变型肾病综合征可出现复发，尤其是在患病的第 1 年里更常见。导致复发的原因很多，包括各种感染 (呼吸道感染、泌尿系感染、消化道感染、皮肤感染等)、激素减量、剧烈运动、进食大量高蛋白饮食等。预防复发的建议为：①预防各种感染，如锻炼身体增强抵抗力、不与患有感冒的人接触、养成良好的饮食卫生习惯、及时处理皮肤疾病等。②严格按照医生制定的激素使用方案服用激素，不可自行调整激素使用剂量、使用频次。③避免短时间内的高强度运动，如踢足球、赛跑等，可适当进行一些有氧运动，如散步、慢跑。④控制每日摄入蛋白总量，每日蛋白总量按 2g/kg 计算。如孩子 15kg，则每日蛋白总量为 30g。

15. 肾病综合征宝宝饮食上要注意什么

肾病综合征宝宝饮食上是很有讲究的，需要注意：①因水钠潴留而出现水肿者，应限制水及钠盐的摄入，每日食盐总量不超过 2g。②血钾过高，可导致心脏停搏，若出现血钾高，要限制摄入含钾高的食物，如有叶蔬菜、香蕉、橙子。③蛋白质摄入以适量优质蛋白为宜，每日蛋白总量为 2g/kg·d，如鱼类。④处于肾病综合征恢复期时，不需刻意限制饮食，只需适量减少蛋白质或盐的摄入即可。⑤尽量不吃超市里的加工食品。

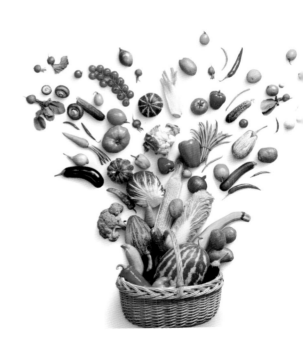

16. 肾病综合征患儿每天吃的蛋白量是多少

肾病综合征患儿每天吃的蛋白总量，按 2g/kg·d 计算。如一位 15kg 的肾病综合征孩子，每天摄入的蛋白质总量为30g。下面，列举一些常见食物中蛋白的含量。每100克食物含蛋白质量：燕麦 15.6g，莲子 16.6g，黄豆 36.3g，蚕豆 28.2g，猪肉（瘦）16.7g，猪心 19.1g，猪肝 21.3g，豆腐皮 50.5g，猪皮 26.4g，花生 26.2g，猪血 18.9g，核桃 15.4g，牛肉（瘦）20.3g，羊肉（瘦）17.3g，鲢鱼 17.0g，兔肉 21.2g，鸡肉 21.5g，鸡肝 18.2g，鸭肉 16.5g，鸡蛋 14.7g，龙虾 16.4g，大米 7g，面粉 9g，黄豆 36g，绿豆 24g，苹果 0.4g，人乳 1.5g，牛乳 3.3g，鲤鱼 17g，对虾 21g。

17. 肾病综合征患儿蛋白低，能不能多吃点蛋白来补充

肾病综合征患儿之所以要控制蛋白的摄入，是因为摄入过多的蛋白，会加重尿蛋白从肾脏中漏出。而蛋白从肾脏中漏出，会导致肾脏纤维化，最终出现肾功能不全。所以，当蛋白尿出现时，需严格控制蛋白的摄入，而不能多吃蛋白。

18. 肾病综合征患儿的家庭护理应注意什么

俗话说"三分治疗，七分护理"。家庭护理需做到以下内容：①严格执行医生制定的激素治疗方案。不可自行更改激素用量、服药频次，不可多服或漏服激素。②适宜的家庭环境。居室宜布

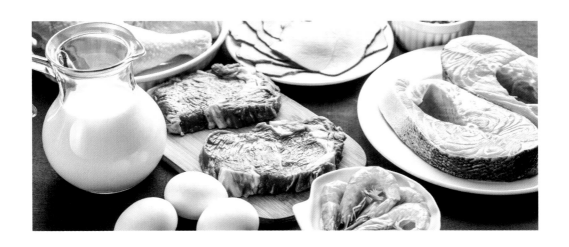

置得宽敞、明亮、通风、通气。夏季时空调不宜调得太低，以低于室外气温 5 ～ 6℃为宜，否则极易因冷热的急骤变化而发生感冒。③注意患儿的心理护理。关注患儿的情绪治疗效果较好。肾病综合征病程长，家长和患儿一定要有战胜疾病的信心，可通过游戏、讲故事、阅读等方法愉悦心情，促进健康。④注意饮食。肾病患儿宜吃得清淡，控制盐分的摄入，多吃新鲜的蔬果，补充适量优质蛋白食物，如鱼肉蛋奶等。⑤注意个人卫生清洁，如口腔卫生、生殖器卫生、皮肤卫生等。⑥适当的锻炼，增强身体素质。

19. 肾病综合征会遗传吗

肾病综合征的发病具有遗传基础，部分肾病综合征是由基因突变所导致的，目前已发现 50 多个单基因突变可导致肾病综合征，如 NPHS1 基因、NPHS2 基因、WT1 基因等。所以，当有做基因检测的指征时，如对激素和免疫抑制剂均耐药、对激素耐药且肾功能不全，那么建议要做基因检测。如果确定是由基因突变导致的，可根据遗传方式判断未来生的孩子携带突变基因的概率。

20. 孩子得了肾病综合征，该找什么科的医生治疗

儿童肾病综合征属于儿童肾脏疾病，儿童肾脏疾病是儿科十多个亚专业之一。一个儿科医生至少需要经过 5 ～ 8 年的儿童肾脏病专科医生培训后，方能成为比较专业的儿童肾脏病医生。另外，儿童不是成人的缩影。成人肾病综合征无论是诊断标准，还是治疗建议，与儿童肾病综合征都不尽相同。所以，秉承着"专业人做专业事"的原则，0 ～ 14 岁期间患有肾病综合征时，应该找儿童肾脏病专科医生进行诊治。